語呂で覚える!
DSM-5®

松崎朝樹
筑波大学 医学医療系 精神神経科 診療講師

メディカル・サイエンス・インターナショナル

DSM-5 Wordplay

First Edition
by Asaki Matsuzaki

© 2015 by Medical Sciences International, Ltd., Tokyo
All rights reserved.
ISBN 978-4-89592-808-3

Printed and bound in Japan

DSM-5 丸暗記のすすめ

　DSM 診断が誕生した背景や DSM-5 の特徴や、そもそも操作的診断がもたらしたものなど、語りたいことは山ほどありますが、本書の目的ではありません。学術的なことも思想的なことも全て切り捨て「簡潔明瞭」に徹して DSM-5 の内容を提供いたします。

　精神科医にとり、DSM-5 はポケットに入れておくものでも、タブレット端末に入れておくものでもありません。頭に入れておくべきものです。診断基準を頭に入れておかなければ、十分な診断は困難。患者を診察した後で診断基準の本を手に取り、確認しそびれていた情報があったことに戸惑った経験があったはず。診断基準を頭に入れておくことで初めて円滑に十分で確実な診察ができ、それは皆様の医療に、そして患者に貢献することになるでしょう。

　医師以外が直接診断をくだすことはありません。しかし、精神医療に関わる医療者が診断基準を頭に入れれば、その障害に対する理解がより深まることでしょう。そして、「自分に見えるものは、自分が知るものだけだ」とゲーテが語ったように、患者を前にしたとき診断基準を頭に入れていてこそ見えてくるものは沢山あることでしょう。

この薄い一冊の本を通して、多くの悩める患者たちに皆さんがより良い医療を提供するだろうことを心から願っております。

なお、本書は詳しさや正確さを犠牲にして、覚えやすさを追い求めています。必ず、『DSM-5』そのものを確認してください

2015年3月

松崎 朝樹

* 本書では、語呂が示す項目の専門性によって、語呂を以下のように赤、黄、緑の3つに分類しています。
  赤：誰もが知っているべき
  黄：専門医であれば必須
  緑：専門医向け

* 本書では、一般的な臨床で扱うことが少ない障害や、Unspecified ○○ Disorder や Other Specified ○○ Disorder、○○ Disorder due to Another Medical Condition、Substance/Medication Induced ○○ Disorder などを省いています。

目次

1. 神経発達症群 / 神経発達障害群 ……………… 1

知的能力障害群： 知的能力障害 1　全般的発達遅延 1
コミュニケーション症 / 障害群： 言語症 3　語音症 3
　小児期発症流暢症 3
社会的(語用論的)コミュニケーション症 / 障害： 社会的
　(語用論的)コミュニケーション症 4
自閉スペクトラム症 / 自閉症スペクトラム障害： 自閉スペ
　クトラム症 6
注意欠如・多動症 / 注意欠如・多動性障害： 注意欠如・多
　動症 9
限局性学習症 / 障害： 限局性学習症 12
運動症 / 障害群： 発達性協調運動症 14　常同運動症 14
チック症 / 障害群： トゥレット症 15　持続性(慢性)運動
　または音声チック症 15　暫定的チック症 15

2. 統合失調症スペクトラム障害および他の精神病性障害群 ……………… 17

統合失調型(パーソナリティ)障害 17　妄想性障害 17
　短期精神病性障害 17　統合失調様障害 18　統合失
　調症 18　統合失調感情障害 20
緊張病： 他の精神疾患に関連する緊張病(緊張病の特定用
　語) 21

3. 双極性障害および関連障害群 ……………… 25

双極Ⅰ型障害 28　双極Ⅱ型障害 29　気分循環性障害
　30

4. 抑うつ障害群 ……………… 35

重篤気分調節症 35　うつ病 38　持続性抑うつ障害(気
　分変調症) 46　月経前不快気分障害 48

5. 不安症 / 障害群 ……… 53

分離不安症 53　選択的緘黙 53　限局性恐怖症 56
社交不安症 57　パニック症 60　広場恐怖症 60　全般不安症 62

6. 強迫症 / 強迫性障害および関連症 / 障害群 ……… 65

強迫症 65　醜形恐怖症 65　ためこみ症 66　抜毛症 66　皮膚むしり症 66

7. トラウマとストレスに関する障害群 ……… 67

反応性アタッチメント障害 67　脱抑制型対人交流障害 68　心的外傷後ストレス障害 68　急性ストレス障害 70　適応障害 70

8. 解離症 / 障害群 ……… 73

解離性同一性症 73　解離性健忘 73　離人感・現実感消失症 74

9. 身体症状症および関連症群 ……… 75

身体症状障害 75　病気不安症 75　変換症 76　他の医学的疾患に影響する心理的要因 76　作為症 77　他者に負わせる作為症 77

10. 食行動障害および摂食障害群 ……… 79

異食症 79　反芻症 79　回避・制限性食物摂取症 79　神経性やせ症 80　神経性過食症 83　過食性障害 83

11. 排泄症群 ……… 85

遺尿症 85　遺糞症 85

12. 睡眠・覚醒障害群 ……… 87

不眠障害 87　過眠障害 87　ナルコレプシー 88
呼吸関連睡眠障害：閉塞性睡眠時無呼吸低呼吸 90　中枢性睡眠時無呼吸 90　睡眠関連低換気 91　概日リズム睡眠 - 覚醒障害群 91
睡眠時随伴症群：ノンレム睡眠からの覚醒障害 92　悪夢障害 92　レム睡眠行動障害 93　レストレスレッグス症候群（むずむず脚症候群）93

13. 性機能障害群 95

射精遅延 95　勃起障害 95　女性のオルガズム障害 95
女性の性的関心・興奮障害 96　性器-骨盤痛・挿入
障害 98　男性の性欲低下障害 98　早漏 98

14. 性別違和 99

性別違和 99

15. 秩序破壊的・行動制御・素行症群 103

反抗挑発症 103　間欠爆発症 106　素行症 106　反
社会性パーソナリティ障害 106　放火症 107　窃盗症
107

16. 物質関連障害および嗜癖性障害群 109

物質関連障害群：アルコール離脱，鎮静薬・睡眠薬・抗不
安薬離脱 114　タバコ離脱 116　精神刺激薬離脱 118
非物質関連障害群：ギャンブル障害 120

17. パラフィリア障害群 123

窃視障害 123　露出障害 123　窃触障害 124　性的
マゾヒズム障害 124　性的サディズム障害 124　小児
性愛障害 125　フェティシズム障害 125　服装倒錯障
害 126

18. 神経認知障害群 127

せん妄 127　認知症 127　軽度認知機能障害 128

19. パーソナリティ障害群 131

パーソナリティ障害群：猜疑性パーソナリティ障害 134
シゾイドパーソナリティ障害 134　統合失調型パーソ
ナリティ障害 134　反社会性パーソナリティ障害 135
演技性パーソナリティ障害 135　自己愛性パーソナリ
ティ障害 135　境界性パーソナリティ障害 136　回避
性パーソナリティ障害 138　依存性パーソナリティ障
害 138　強迫性パーソナリティ障害 138

付録 ····· **139**

非定型抗精神病薬 139　DIEPSS（薬原性錐体外路症状評価尺度）142　チトクローム P450 144　双極スペクトラム障害 146　うつ病の薬物治療の三期 150　新規型抗うつ薬 152　新規型抗うつ薬の半減期 154　気分安定薬 156　ウェルニッケ・コルサコフ症候群 158　脳波 160　睡眠時間 162　ベンゾジアゼピン受容体 164　抗認知症薬 166

索引 ····· **169**

注 意

本書に記載した情報に関しては，正確を期し，一般臨床で広く受け入れられている方法を記載するよう注意を払った。しかしながら，著者ならびに出版社は，本書の情報を用いた結果生じたいかなる不都合に対しても責任を負うものではない。本書の内容の特定な状況への適用に関しての責任は，医師各自のうちにある。

　著者ならびに出版社は，本書に記載した薬物の選択，用量については，出版時の最新の推奨，および臨床状況に基づいていることを確認するよう努力を払っている。しかし，医学は日進月歩で進んでおり，政府の規制は変わり，薬物療法や薬物反応に関する情報は常に変化している。読者は，薬物の使用にあたっては個々の薬物の添付文書を参照し，適応，用量，付加された注意・警告に関する変化を常に確認することを怠ってはならない。これは，推奨された薬物が新しいものであったり，汎用されるものではない場合に，特に重要である。

＊「DSM-5」は American Psychiatric Publishing により米国で商標登録されています。

1 神経発達症群 / 神経発達障害群
Neurodevelopmental Disorders

■ 知的能力障害群
Intellectual Disabilities

知的能力障害（知的発達症 / 障害）
Intellectual Disability (Intellectual Developmental Disorder)

要するに……

　知的能力の低さで日常生活に支障が生じているもの。

* DSM-IV では IQ で重症度分類していましたが、DSM-5 では社会生活・日常生活の能力で分類することになりました。DSM-IV で用いていた IQ による重症度分類（→ 語呂 1）も覚えておくと参考になるでしょう。

全般的発達遅延
Global Developmental Delay

要するに……

　十分な検査ができず確認できていない 5 歳以下の知的障害。

知的能力障害の重症度（DSM-IV 基準）

IQ	障害の区分
50-55〜約 70	軽度精神遅滞
35-40〜50-55	中等度精神遅滞
20-25〜35-40	重度精神遅滞
20-25 以下	最重度精神遅滞

語呂 1

ナオちゃん軽くて、午後にはチュッ♪
塩って重いし、双子はメチャ重ッ！

（70以下 軽度／55以下 中等度／40以下 重度／25以下 最重度）

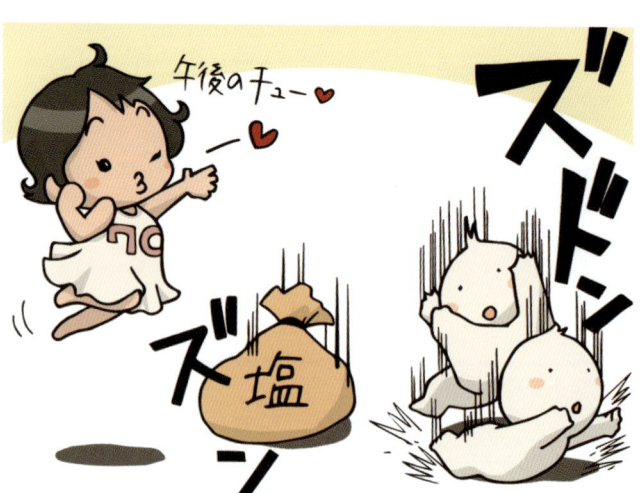

■コミュニケーション症 / 障害群
Communication Disorders

言語症 / 障害
Language Disorder

要するに……

　語彙が少ないか、文章をつくれないか、話ができない。

語音症 / 障害
Speech Sound Disorder

要するに……

　話す上で言語音を発する際の困難。

小児期発症流暢症 / 障害（吃音）
Childhood-Onset Fluency Disorder (Stuttering)

要するに……

　話の途中で止まったり音をのばしたり繰り返したりするなど、いわゆる「どもり（吃音）」。

■社会的(語用論的)コミュニケーション症/障害
Social (Pragmatic) Communication Disorder

社会的(語用論的)コミュニケーション症/障害
Social (Pragmatic) Communication Disorder

要するに……

- コミュニケーションの仕方を場所や相手に合わせられない。
- 挨拶や情報の共有など、社会的目的のためのコミュニケーションの使用に欠陥がある。
- 会話や語りのルールに従うことが困難。
- 不明確な、非論理的な、またはあいまいな言葉が理解できない。

以上のすべて。

社会的コミュニケーション障害は
- コミュニケーションを　あわせる
- コミュニケーションを　つかう
- 会話の　ルール
- 曖昧な言葉の　りかい（理解）

……これらすべてに欠陥がある

語呂2

社会的コミュニケーション障害
車　庫　で
あわせる　つかう　ルール　りかい
「**あ、ツ　ル　リ！**」

すべてダメ

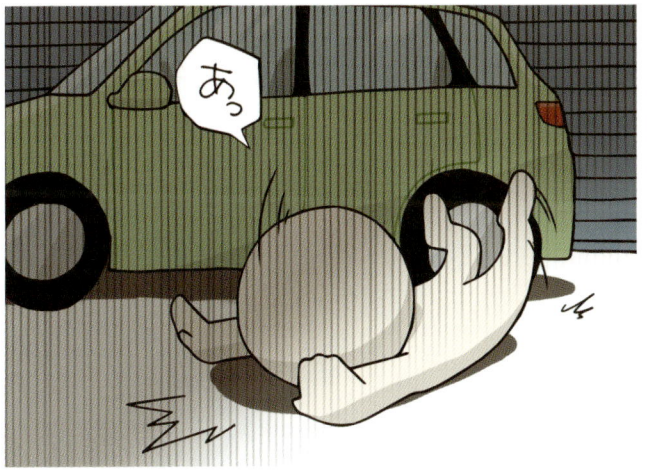

▪自閉スペクトラム症 /
自閉症スペクトラム障害
Autism Spectrum Disorder

自閉スペクトラム症 / 自閉症スペクトラム障害
Autism Spectrum Disorder

要するに……

A) 以下全て
- 社会的・感情的交流の欠陥
- 非言語のコミュニケーション行為の欠陥
- 関係をつくり、維持し、理解することの欠陥

B) 以下の 2 つ以上
- 常同的または反復的な言動
- 変化を拒み、ルーチンに固執し、物事を儀式化
- 強く制限され固執した、強さや内容の点で異常な興味
- 感覚入力の過剰さか過少さ、または周囲への感覚のふつうではない関心

上記、基準 A(→ 語呂 3)と基準 B(→ 語呂 4)を満たすもの。

自閉スペクトラム症は
- 非言語コミュニケーション
- 仲間づくり
- 交流

……これらすべてに欠陥がある（基準A）

語呂3

<ruby>非　現実<rt>非言語コミュニケーション</rt></ruby> の
<ruby>仲間<rt>仲間づくり</rt></ruby> と <ruby>交流<rt>交流</rt></ruby>

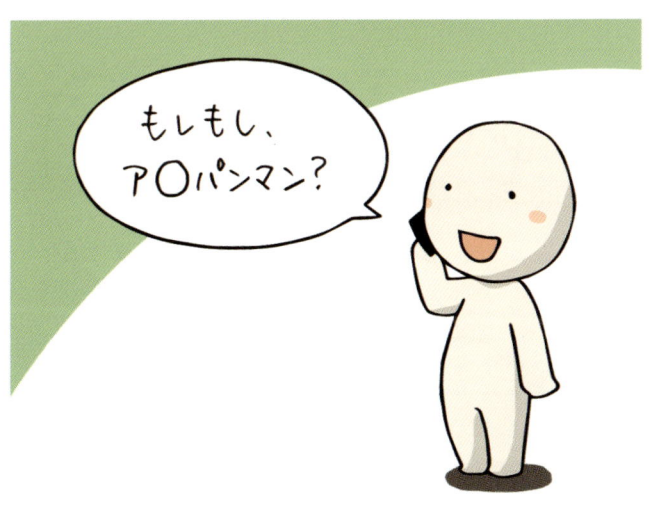

自閉スペクトラム症は
- 興味の狭さ
- 感覚の異常
- 儀式・ルーチン
- 常同・反復行為

……上記の 2 つ以上があてはまる（基準 B）

語呂 4

2人の 教 官
（2つ以上）（興味の狭さ）（感覚の異常）

ギシギシと 反復行為
（儀式）（反復行為）

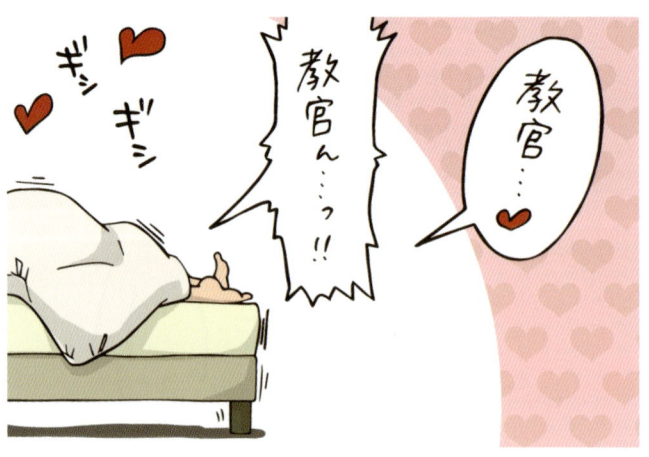

▪注意欠如・多動症 / 注意欠如・多動性障害
Attention-Deficit/Hyperactivity Disorder

注意欠如・多動症 / 注意欠如・多動性障害
Attention-Deficit/Hyperactivity Disorder

要するに……

- 不注意の症状としてあげられたうち6つ以上か、多動性と衝動性の症状としてあげられたうち6つ以上が12歳以前からはじまっている。
- 大人になってから、6つなくても5つ残っていれば持続しているとみなす。

不注意の症状の覚え方→ 語呂5
多動性と衝動性の症状の覚え方→ 語呂6

注意欠如・多動症（ADHD）
「不注意の症状」
- 指示に従うことの困難
- 精神的努力の継続の困難
- 不注意で間違う
- 注意集中を保てない
- 順序だてられない
- 気が散る
- 物を紛失する
- 話を聞いていない
- 忘れっぽい

……上記の6つ以上があてはまる

語呂5

下が　ドリルで　町が　保てず
（従うことの困難）（精神的努力の困難）（間違う）（注意を保てない）

順に　散ってなくなり
（順序だてられない）（気が散る）（物をなくす）

話に聞くこともなく　忘れ去られる
（話を聞いていない）（忘れっぽい）

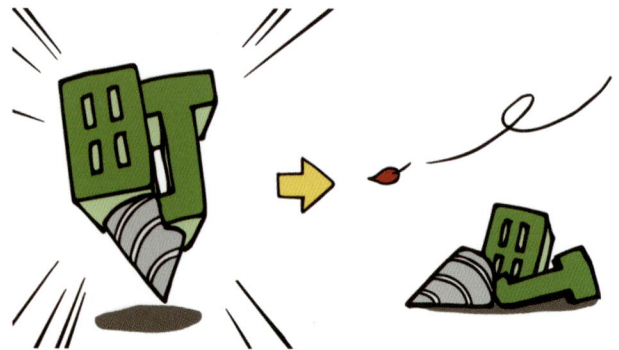

1 神経発達症群/神経発達障害群　11

注意欠如・多動症(ADHD)
「多動性と衝動性の症状」
- 喋りすぎる
- 他人の邪魔をする
- 余計なことをする
- 静かに過ごせない
- じっとしていられない
- 座っていられない
- 順番を待てない
- もじもじそわそわする
- 質問が終わる前に答える

……上記の6つ以上があてはまる

語呂6

おしゃべりな人の　邪魔を　よけ
（喋りすぎ）　　（邪魔をする）（余計なことをする）

静かに　じっと　座って
（静かにできない）（じっとしていられない）（座っていられない）

順に　文字で　質問に回答
（順番を待てない）（もじもじそわそわする）（質問が終わる前に回答）

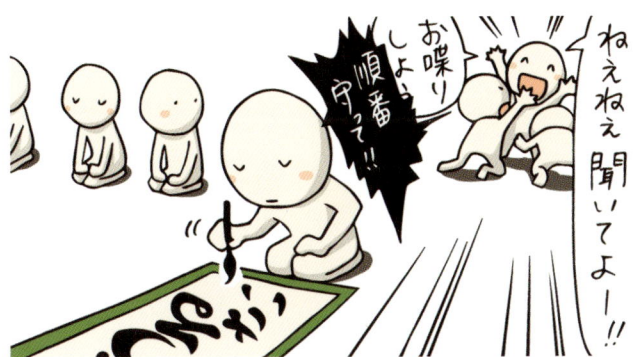

■限局性学習症 / 障害
Specific Learning Disorder

限局性学習症 / 障害
Specific Learning Disorder

要するに……

- 字を読むことの困難
- 読んだものの理解が困難
- 言葉・文章を書くことが困難
- 文章を書いて表現することが困難
- 数を扱うことの困難
- 数学的な理解が困難

以上のどれか。

限局性学習障害は
- 読字
- 読解
- つづり
- 論述
- 算数
- 数学

……上記の1つ以上に障害がある

語呂7

読字・読解　つづり・論述　算数・数学
読み　書き　そろばん

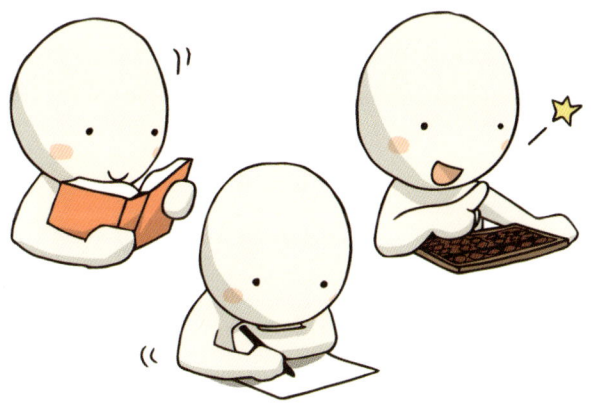

■運動症 / 障害群
Motor Disorders

発達性協調運動症 / 障害
Developmental Coordination Disorder

要するに……

極端に不器用な人。

常同運動症 / 障害
Stereotypic Movement Disorder

要するに……

頭や手を振ったり身体を揺すったり自分の身体を噛んだり叩いたりするような、反復する無目的な動きをするもの。

■チック症 / 障害群
Tic Disorders

トゥレット症 / 障害
Tourette's Disorder

要するに……

音声チックと多彩な運動性チック、それぞれが経過中に存在し、1年間以上。

持続性(慢性)運動または音声チック症 / 障害
Persistent (Chronic) Motor or Vocal Tic Disorder

要するに……

運動性か音声のチックが1年間以上。

暫定的チック症 / 障害
Provisional Tic Disorder

要するに……

まだ1年間経ってない運動性または音声のチック。

2 統合失調症スペクトラム障害および他の精神病性障害群
Schizophrenia Spectrum and Other Psychotic Disorders

統合失調型(パーソナリティ)障害
Schizotypal (Personality) Disorder

要するに……

親しくなれない、幻覚・妄想っぽい、行動が奇妙な人。

妄想性障害
Delusional Disorder

要するに……

妄想が1カ月以上続くもの。

短期精神病性障害
Brief Psychotic Disorder

要するに……

統合失調症の症状のうち陰性症状を除いた4つのどれかの症状が生じ、1カ月以内に自然と治るもの。

統合失調様障害
Schizophreniform Disorder

要するに……

> 統合失調症の5つの症状のうち2つ以上が生じ、6カ月以内に自然と治るもの。

統合失調症
Schizophrenia

要するに……

- 妄想
- 幻覚
- 解体した会話
- ひどく解体しているか、緊張病性の行動
- 感情表出の減少や意欲欠如などの陰性症状

以上のうち2つ以上が1カ月以上続く。

* 「解体した」とは、思考と思考のつながりに障害が生じた連合弛緩や支離滅裂を意味します。幻覚や妄想に左右された言動は解体の結果とは扱いません。「緊張病性」については「緊張病性の病像」を参照。

* DSM-IVでは、幻聴や妄想の内容が奇妙であれば、症状が1つだけでも統合失調症とすることになっていましたが、DSM-5では必ず2つ以上の症状が存在することが条件となりました。5つのうち、どれでも2つ以上ですが、例外として異常な精神運動行動＋陰性症状の2つだけで診断することは除外されました。DSM-IVにあった妄想型、解体型、緊張型、鑑別不能型、残遺型などの亜型は廃止されました。治療により症状が消えたのであれば1カ月未満でも診断可能。

2 統合失調症スペクトラム障害および他の精神病性障害群

統合失調症スペクトラムの症状
- 妄想
- 幻覚
- 精神運動（psychomotor）
- 会話の解体
- 陰性症状

語呂 8

も （妄想） **げた** （幻覚） **モーターを** （psychomotor（精神運動））
解体 （会話の解体） **なんて 暗いね** （陰性症状）

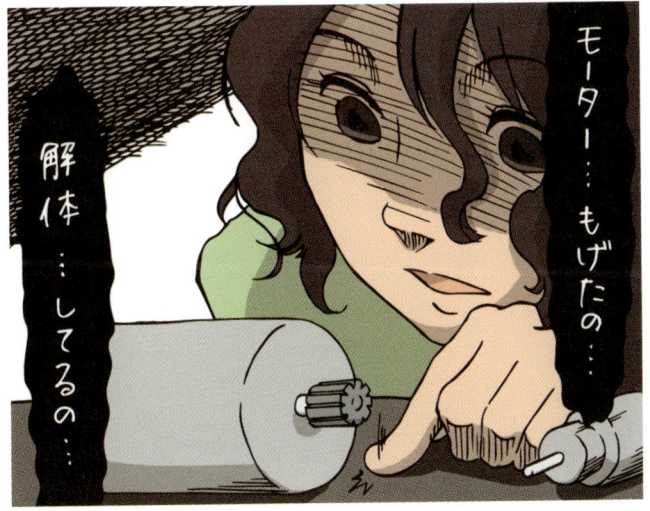

統合失調感情障害
Schizoaffective Disorder

要するに……

経過の半分以上の期間に抑うつエピソードか躁病エピソードを伴う統合失調症。幻覚・妄想だけで気分は普通の時期が2週間以上。双極型と抑うつ型がある。

■緊張病
Catatonia

他の精神疾患に関連する緊張病（緊張病の特定用語）
Catatonia Associated With Another Mental Disorder (Catatonia Specifier)

要するに……

- 昏迷
- カタレプシー（与えられた姿勢を保つ）
- 蝋屈症（他人が体を動かすと抵抗があるがゆっくりと動く。鉛管様）
- 無言症
- 拒絶症（周囲の指示・かかわりに対する抵抗や無視）
- 姿勢保持（自発的に姿勢を保つ）
- 衒奇症（奇妙で大げさな動作）
- 常同症（反復的で、異常に頻繁な、目的志向性ではない動き）
- 焦燥
- しかめ面
- 反響言語（他者の話の模倣）
- 反響動作（他者の動作の模倣）

上記の3つ以上（→ 語呂 9）。

＊統合失調症や躁うつ病、うつ病など何らかの精神疾患に緊張病の症状が3つ以上生じたとき、この特定用語をつけます。「他の精神疾患」に該当するものに置き換えて記載します。例えば、〇〇障害に緊張病症状が3つ以上出現したのであれば「〇〇障害に関連する緊張病 Catatonia Associated With 〇〇 Disorder」のように診断をします。

緊張病性障害は
- 衒奇症（奇妙で大げさな動作）
- 姿勢保持（自発的に姿勢を保つ）
- 蝋屈症
- 無言症（mutism）
- しかめ面
- 昏迷
- 拒絶症
- 焦燥（agitation）
- カタレプシー（与えられた姿勢を保つ）
- 常同症（stereotypy）
- 反響言語
- 反響動作

……上記の3つ以上

語呂 9

わざとらしい 姿勢の
（衒奇症）（姿勢保持）

蝋人形ミュージアム
（蝋屈症）（mutism（無言症））

鹿も米もダメだと 味を 語れば
（しかめ面）（昏迷）（拒絶症）（agitation（焦燥））（カタレプシー）

ステレオで 倍の反響
（stereotypy（常同症））（反響言語・反響動作）

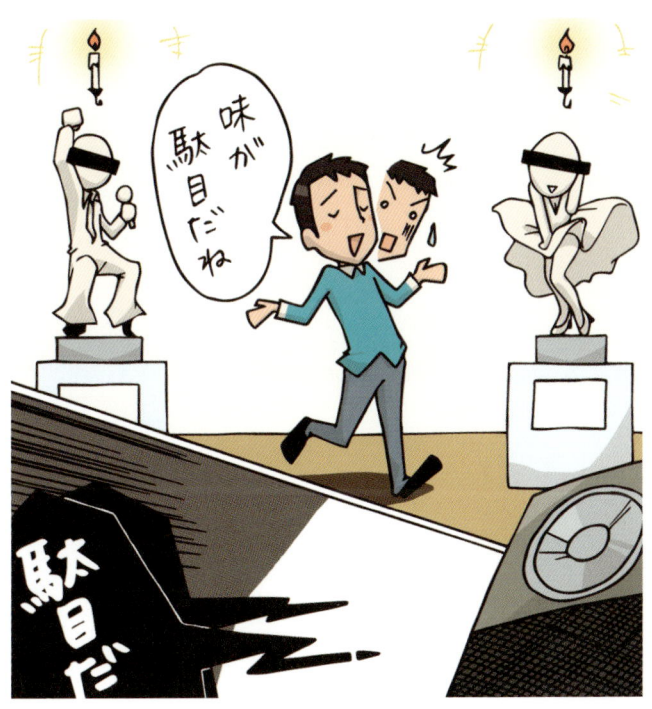

3 双極性障害および関連障害群
Bipolar and Related Disorders

躁病エピソード Manic Episode/ 軽躁病エピソード Hypomanic Episode とは

要するに……

A) 高揚した気分や開放的な気分やイライラした気分があり、同時に活動性が増加している。それが、躁病エピソードであれば 1 週間以上、軽躁病エピソードであれば 4 日間以上続く。

B) 睡眠欲求の減少、誇大性・自尊心の肥大、観念奔逸・思考促拍、活動性亢進、多弁、快楽志向性の活動のうち、A が高揚した気分や開放的な気分であれば 3 つ以上、A がイライラした気分なら 4 つ以上存在する。

C) 社会的・職業的機能に著しい障害を起こせば軽躁病エピソードではなく躁病エピソード。入院が必要になるほどであれば 1 週間未満でも軽躁病エピソードではなく躁病エピソード。精神病性の特徴が存在すれば軽躁病エピソードではなく躁病エピソード。

* 躁病エピソードの覚え方は語呂 10、抑うつエピソードの覚え方は語呂 11 を参照。

躁病 / 軽躁病エピソード
A) 高揚した気分かハイテンションかイライラ
B) 以下の3つ以上
- 自尊心肥大・誇大
- 注意散漫
- 多弁
- 快楽的行動に熱中
- 目的志向性の活動の増加または精神運動焦燥
- 睡眠欲求減少
- 観念奔逸

* 抗うつ薬や電気療法などのうつ病治療中に生じた際、その作用を超えて続けば躁病エピソードと扱うことになりました。

* A項目で中核症状として、DSM-IVでは気分についてだけが問われていましたが、DSM-5では気分と活動性の2つが問われるようになりました。

語呂 10

古代の　サンマを　食べんと
（誇大）（注意散漫）（多弁）

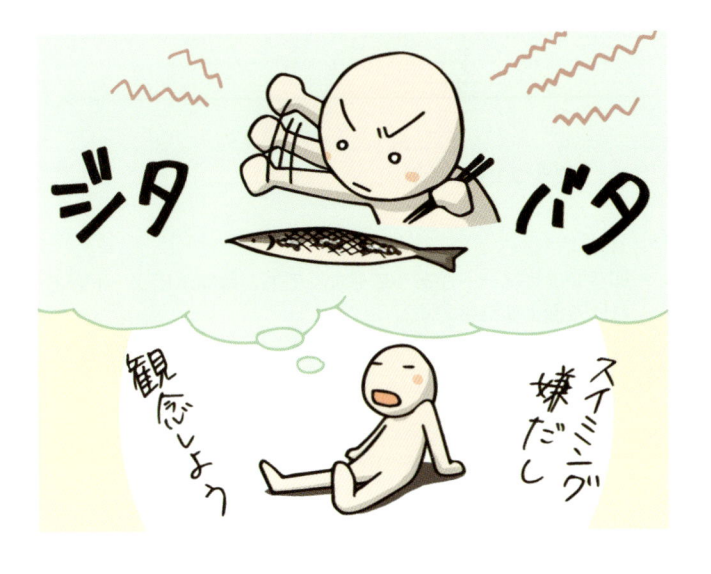

熱中して　ジタバタしたけど
（熱中）（目的志向性活動の増加または精神運動焦燥）

スイミングが嫌で　観念
（睡眠欲求）（観念奔逸）

双極Ⅰ型障害
Bipolar I Disorder

要するに……

躁病エピソード(語呂 10)の存在。

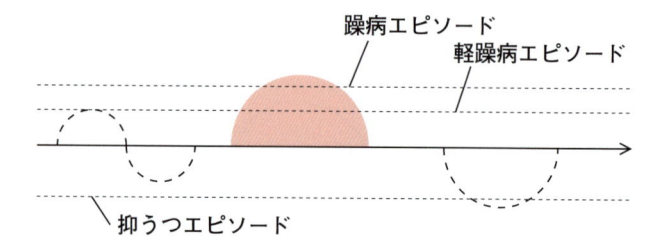

躁病エピソード
軽躁病エピソード

抑うつエピソード

＊ 抑うつエピソードがあってもなくても、躁病エピソードがあれば双極Ⅰ型障害です。

双極Ⅱ型障害
Bipolar II Disorder

要するに……

躁病エピソード(語呂10)と定型抑うつエピソード(語呂11)の存在。

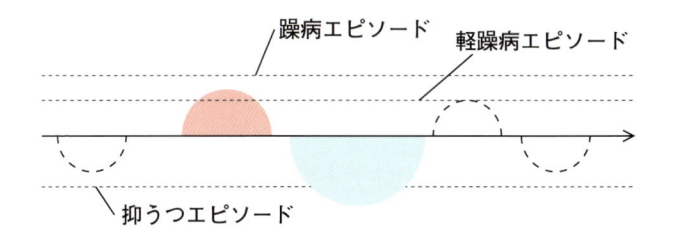

躁病エピソード　軽躁病エピソード

抑うつエピソード

* 抑うつエピソードがあるのでうつ病と思われがちですが、軽躁病エピソードがあったことがわかったときには、きちんと双極Ⅱ型障害と診断しましょう。

気分循環性障害
Cyclothymic Disorder

要するに……

抑うつエピソードも躁病/軽躁病エピソードもないけれど、2年間以上、抑うつ症状か躁症状がある日のほうが多い。

軽躁病エピソードに至らない

2年間

抑うつエピソードに至らない

* 双極性障害と診断するには至らないけれど、いつも「躁うつっぽい」症状が続いている人が該当します。

不安性の苦痛を伴う
with anxious distress

→抑うつ障害群「不安性の苦痛を伴う」を参照。

混合性の特徴を伴う
with mixed features

抑うつエピソード → 躁症状 ×3 → 混合性病像を伴う抑うつエピソード

抑うつ症状 ×3 ← 躁病/軽躁病エピソード → 混合性病像を伴う躁病/軽躁病エピソード

* ○○エピソードを満たしたとき、同時に反対の気分の症状が3つあると、混合性の特徴と扱われます。その3つにカウントしてよい症状にはいくらかの制約があるので確認しましょう。

急速交代型
with rapid cycling

要するに……

　エピソードが年4回以上あった。

メランコリアの特徴を伴う
with melancholic features

→抑うつ障害群「メランコリアの特徴を伴う」を参照。

非定型の特徴を伴う
with atypical features

→抑うつ障害群「非定型の特徴を伴う」を参照。

気分に一致する病性の特徴を伴う
with mood-congruent psychotic features

要するに……

　生じた妄想がすべて、抑うつ状態なら微小妄想、躁状態なら誇大妄想。

気分に一致しない精神病性の特徴を伴う
with mood-incongruent psychotic features

要するに……

気分に一致した妄想もあるかもしれないが、それ以外の妄想もある。

周産期発症
with peripartum onset

要するに……

妊娠中か出産後4週間以内に発症。

季節型
with seasonal pattern

要するに……

定型エピソードまたは躁病/軽躁病エピソードのどちらかが、1年のうちの一定の時期に生じる。

4 抑うつ障害群
Depressive Disorders

重篤気分調節症
Disruptive Mood Dysregulation Disorder

要するに……

> しょっちゅう(週3回以上)激しい「かんしゃく発作」を起こす、いつも(毎日1日中)イライラしている子ども(10歳以下)。

抑うつエピソード Major Depressive Episode とは

要するに……

- 抑うつ気分
- 興味、喜びの著しい減退
- 体重や食欲の増加か減退
- 不眠または過眠
- 精神運動焦燥または制止
- 易疲労性か気力減退
- 無価値観、または過剰か不適切な罪責感
- 思考力減退か集中力減退か決断困難
- 死についての反復思考

以上の5つ以上が2週間以上

＊ 抑うつエピソードの覚え方は語呂11を参照。

抑うつエピソードは
- 精神運動焦燥または制止
- 無価値観、または過剰か不適切な罪責感
- 不眠または過眠
- 興味、喜びの著しい減退
- 易疲労性か気力減退
- 抑うつ気分
- 体重や食欲の増加か減退
- 思考力減退か集中力減退か決断困難
- 死についての反復思考

……以上の5つ以上が2週間以上

語呂11

精神運動焦燥・制止　無価値感・罪責感　不眠・過眠
運動部に　**在籍**する　**フミ**ちゃんは

興味・喜びの減退　易疲労性・気力減退
興味ないし　**疲れる**からって

抑うつ気分　体重・食欲の減退/増加
気持ちで　**痩せ**ようだなんて

思考力減退・集中力減退・決断困難　自殺念慮
考えられない　**デス**

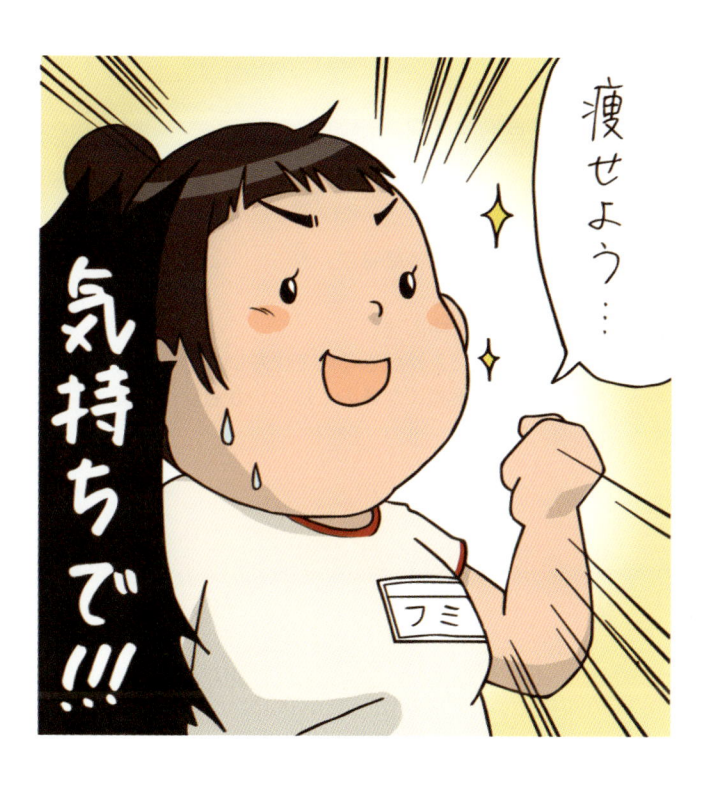

4 抑うつ障害群 37

うつ病(DSM-5)/大うつ病性障害
Major Depressive Disorder

要するに……

抑うつエピソードが存在し、双極性障害ではない。

不安性の苦痛を伴う
with anxious distress

要するに……

- はりつめた感じや緊張感
- 落ち着かなさ
- 心配による集中困難
- おそろしいことが起きるのではないかという恐怖
- 自分が制御不能になるのではないかという感覚

上記の2つ以上。

4 抑うつ障害群　39

不安性の苦痛を伴う　とは
- コントロール困難感（自分が制御不能になるのではないかという感覚）
- 集中困難（心配による集中困難）
- はりつめた感じ（はりつめた感じや緊張感）
- 落ちつかなさ
- 予感（おそろしいことが起こるのではないかという恐怖）
……これらの2つ以上が半分以上の日にある

語呂 12

コントロール困難感　集中困難
今　　週

はりつめた感じ　落ちつかなさ　おそろしいことが起こる予感
針　　落とす　　予感

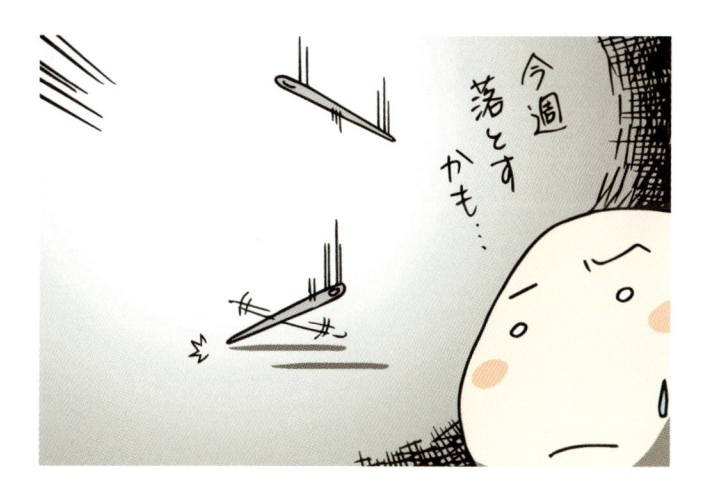

メランコリアの特徴を伴う
with melancholic features

要するに……

A) いいことがあっても気分がよくならない
B) 以下の3つ以上
- 異常な抑うつ気分
- 朝に悪化する日内変動
- 早朝覚醒
- 著しい精神運動焦燥か制止
- 食欲不振か体重減少
- 過剰か不適切な罪責感

メランコリアの特徴を伴う とは
A)喜びの消失か快的な刺激への反応消失
B)以下の3つ以上
- 異質な抑うつ気分(Mood)
- 朝の増悪(Morning)
- 早朝覚醒(Morning)
- 精神運動焦燥・制止(Motor)
- 食欲・体重の減少(Appetite)
- 過度か不適切な罪責感(Guilty)

語呂13

Mood　Morning　Morning　　　Motor　Appetite　Guilty
M　　M　　M……M　　A　　G！

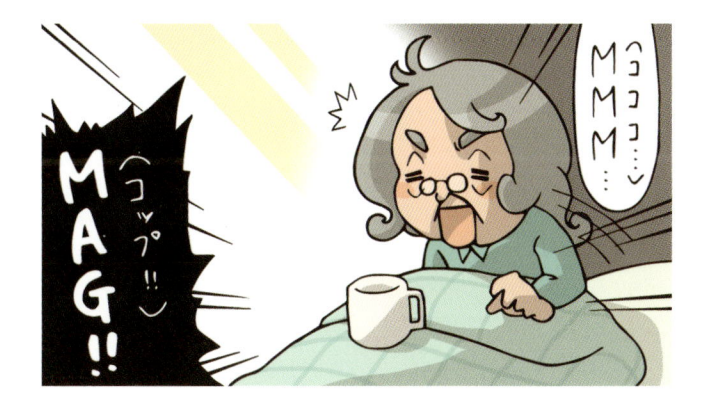

（ココロ……コップ！）

非定型の特徴を伴う
with atypical features

要するに……

A)楽しい出来事で気分が明るくなる
B)以下の2つ以上
- 体重か食欲の増加
- 睡眠過剰
- 鉛様の麻痺(手や足が重い感覚)
- 対人関係の拒絶に対して敏感

4 抑うつ障害群　43

非定型の特徴を伴うもの　とは

A) 気分反応性
B) 以下の2つ以上
- 過眠
- 体重か食欲の増加
- 拒絶に対して敏感
- 鉛様の麻痺

語呂 14

気分屋の（気分反応性）　眠り姫（過眠）

太ったことへの（体重・食欲増加）　ダメ出し嫌で（拒絶に過敏）

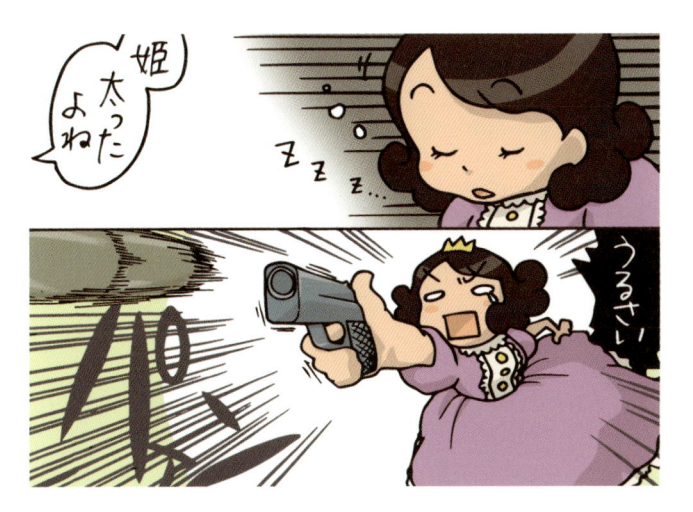

鉛玉！（鉛様の麻痺）

混合性の特徴を伴う
with mixed features

→双極性障害の「混合性の特徴を伴う」を参照。

気分に一致する精神病性の特徴を伴う
with mood-congruent psychotic features

→双極性障害の「気分に一致する精神病性の特徴を伴う」を参照。

気分に一致しない精神病性の特徴を伴う
with mood-incongruent psychotic features

→双極性障害の「気分に一致しない精神病性の特徴を伴う」を参照。

周産期発症
with peripartum onset

→双極性障害の「周産期発症」を参照。

季節型
with seasonal pattern

→双極性障害の「季節型」を参照。

持続性抑うつ障害（気分変調症）
Persistent Depressive Disorder (Dysthymia)

要するに……

2年間以上、抑うつ気分と下記のうち2つ以上が、半分以上の日に存在。
- 食欲減退か過食
- 不眠か過眠
- 気力低下か疲労
- 自尊心の低下
- 集中力低下か決断困難
- 絶望感

* DSM-Ⅳにおける「気分変調症」と「慢性うつ病」を合わせたもの。

持続性抑うつ障害とは
抑うつ気分と以下の2つ以上
- 自己の価値感の低下
- 絶望感
- 集中力・判断力低下
- 食欲の異常
- 睡眠の異常
- 力（エネルギー）の低下

語呂 15

価値感の低下 絶望感　集中力の低下
風　が　集まる

食欲の異常　睡眠の異常　エネルギーの低下
植　民　地

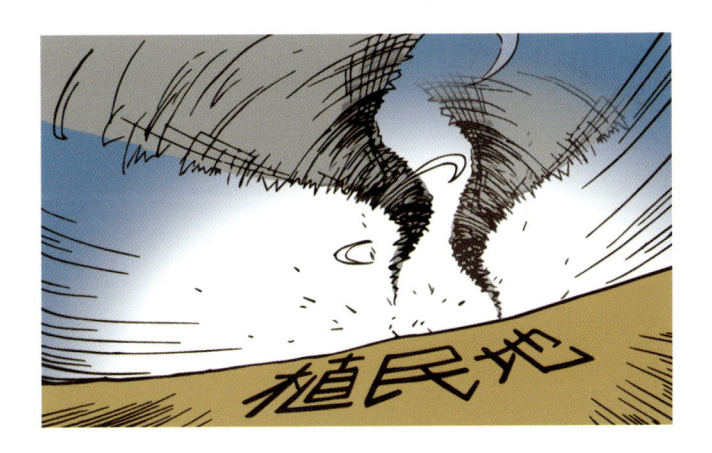

月経前不快気分障害
Premenstrual Dysphoric Disorder

要するに……

A) 5つ以上の症状が

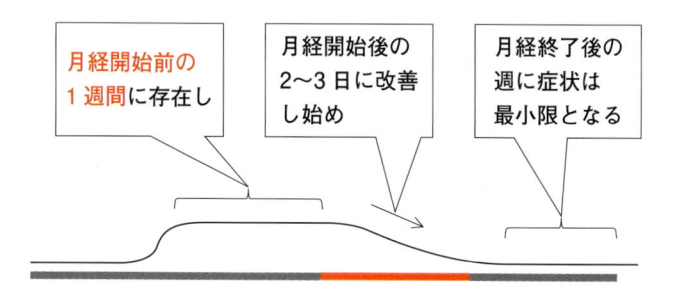

- 月経開始前の1週間に存在し
- 月経開始後の2〜3日に改善し始め
- 月経終了後の週に症状は最小限となる

B) 以下の 1 つ以上を含む
- 不安定
- 不安や緊張
- 怒りやイライラ
- 自己否定・絶望

C) 以下と基準 B の症状の合計が 5 つ以上
- 身体症状
- 関心低下
- コントロール不能感
- 集中力の低下
- 食欲の異常
- 睡眠の異常
- 力(エネルギー)の低下

→基準 B と C の覚え方は語呂 16 を参照。

月経前不快気分障害

B)
- **不安**定
- **不安**や緊張
- 怒りやイライラ
- 自己否定・絶望

C)
- **身体**症状
- **関**心低下
- **コント**ロール不能感
- **集**中力の低下
- **食**欲の異常
- **睡**眠の異常
- **力**(エネルギー)の低下

語呂16

身体症状　関心の低下
身体に　関する

コントロール不能感　集中力の低下
コントが　集まる

食欲の異常　睡眠の異常　エネルギーの低下
植　民　地

不安定　不安・緊張
ファンとファンが

怒り・イライラ　　自己否定・絶望
ケンカしちゃ　駄目

4 抑うつ障害群 51

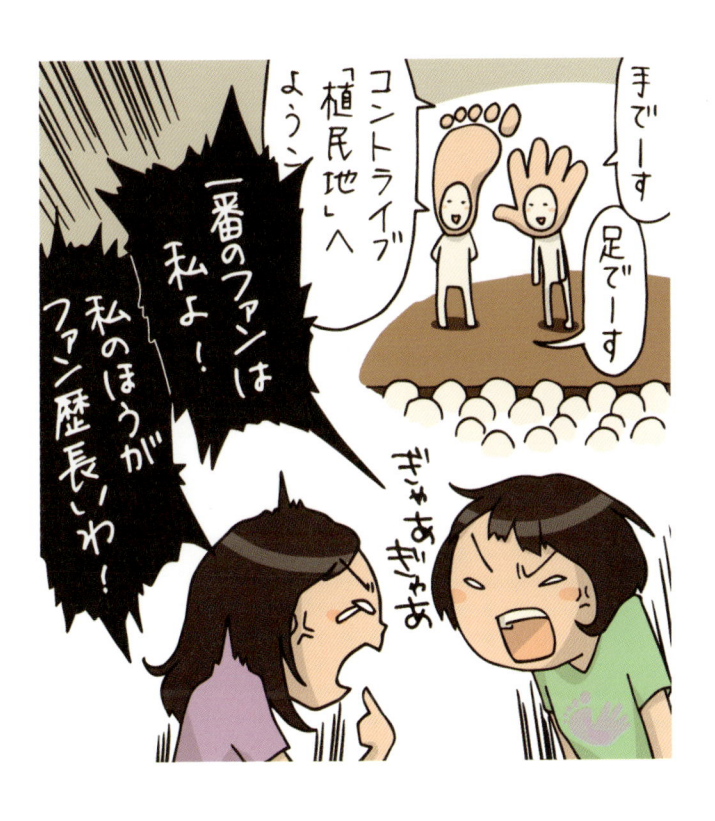

5

不安症 / 障害群
Anxiety Disorders

分離不安症 / 障害
Separation Anxiety Disorder

要するに、次のうち3つ以上

- あの人から離れるのは不安で嫌だ
- あの人がどこかいっちゃったらどうしよう
- 僕がつれていかれちゃったらどうしよう
- 不安だから出かけるのやだ
- 1人でいるのもやだ
- 1人で寝るのもやだ
- 怖い夢をみた
- 不安で頭とかおなかとか痛い、吐きそう

* DSM-IV では子どもを対象とした障害でしたが、DSM-5 からは大人も対象になりました。

選択的緘黙
Selective Mutism

要するに……

ある状況になるといつも喋れなくなる人。

* DSM-IV では子どもを対象とした障害でしたが、DSM-5 からは大人も対象になりました。

◯◯恐怖症
◯◯ Phobia

要するに……

この6カ月間以上、ある物事がいつも、実際の危険性とつり合わないほど怖くて、我慢か回避を要する。

* 限局性恐怖症 Specific Phobia
  社交不安障害(社交恐怖) Social Anxiety Disorder (Social Phobia)
  広場恐怖症　Agoraphobia
  身体症状症と関連症群 Somatic Symptom and Related Disorders の病気不安症 Illness Anxiety Disorder
  ……以上4つの診断基準は同じ構造をもっています。これをまとめて覚えておくといいでしょう。

* 「醜形恐怖症 / 身体醜形障害」は例外です。

* 病気不安症だけは「我慢か回避」ではなく「過剰な行為か回避」を要するという違いがあります。

5 不安症/障害群

○○恐怖症は
- それが怖い
- いつもすぐ怖い
- つりあわないほど怖くなる
- 我慢か回避を要する
- 6ヶ月

……以上のすべてを満たす

語呂 17

そ（それが） い（いつも） つ（つりあわないほど怖くて）

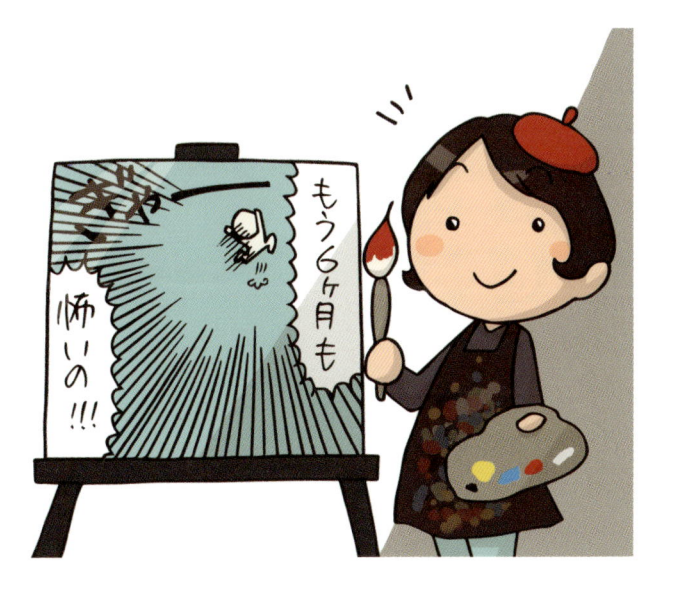

画　家（我慢か回避を要する）

限局性恐怖症
Specific Phobia

要するに、以下のどれかに分類する。

- 動物型
- 自然環境型(高所、雷、嵐、水など)
- 血液・注射・外傷型(採血、注射など)
- 状況型(飛行機、エレベーター、閉所など)
- その他の型

* 54 頁で述べた「○○恐怖症」そのものです。その対象となるものはさまざまであり、上記の特定用語として分類します。

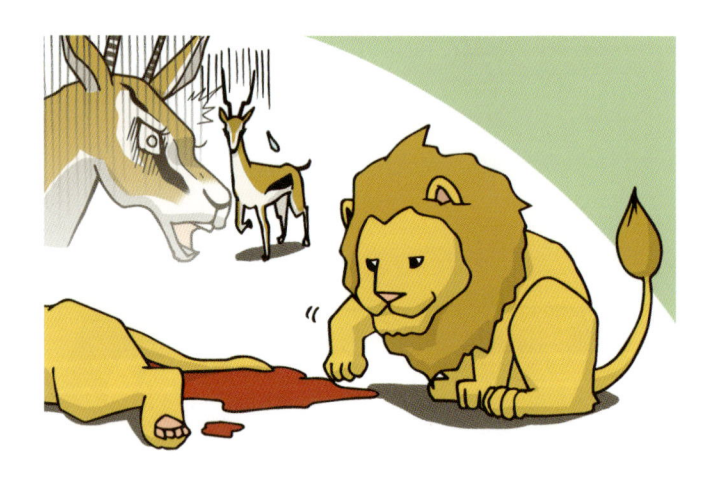

限局性恐怖症の型は
以下のどれかを選択する
- **自然**環境型
- **動物**型
- **血**液・注射・外傷型
- **状況**型
- その他

語呂18

自然環境型　動物型　　血液・注射・外傷型　　状況型
自然　動物が　血を見る　状況

社交不安症/障害（社交恐怖）
Social Anxiety Disorder (Social Phobia)

要するに……

「注目される状況で駄目なことになったり不安の症状がでたりすること」への恐怖症。

パニック発作

要するに、以下の4つ以上

- 動悸、心悸亢進、または心拍数の増加
- 発汗
- 身震いや震え
- 息切れ感や息苦しさ
- 窒息感
- 胸の痛みや不快感
- 悪心や腹部不快感
- めまい感、ふらつく感じ、頭が軽くなる感じ、または気が遠くなる感じ
- 冷感や熱感
- 異常感覚
- 現実感消失または離人症状
- コントロール喪失や発狂に対する恐怖
- 死に対する恐怖

* パニック障害のみならず、さまざまな障害に「パニック発作を伴うもの with Panic Attack」の特定用語をつけられるようになりました。

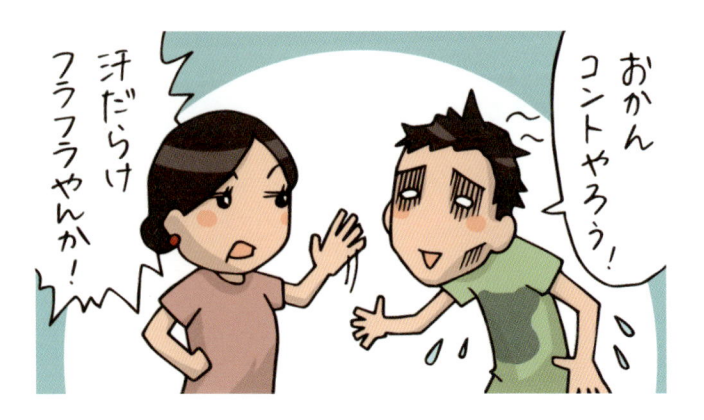

5 不安症／障害群　59

パニック発作は
- 現実感消失または離人症状
- 冷感や熱感
- 息切れ感や息苦しさ
- 窒息感
- 胸の痛みや不快感
- 悪心や腹部不快感
- 発汗
- めまい感、ふらつく感じ、頭が軽くなる感じ、または気が遠くなる感じ
- 動悸、心悸亢進、または心拍数の増加
- 身震いや震え
- コントロール喪失や発狂に対する恐怖
- 異常感覚
- 死に対する恐怖

語呂 19

　　離人症状　　　冷感・熱感　　　息切れ　窒息感
美人の　オカンと　イキイキと

　胸の痛み・不快感　腹部不快感　　発汗
胸にも　腹にも　汗かいて

　　　ふらつく感じ・めまい感
フラフラしながら

　心臓の症状　　震え　　コントロール喪失の恐怖
ハート　フルな　コントをするのは

　　　　　　異常感覚　死に対する恐怖
変な感じ　デス

パニック症 / 障害
Panic Disorder

要するに……

- パニック発作を繰り返す。
- また発作が起こることへの不安や発作の結果、どうにかなってしまうのではないかという不安、または行動上の不適応的な変化を、1カ月以上伴う。

広場恐怖症
Agoraphobia

要するに……

次の状況のうち2つ以上で、不安症状がでたり無力になったりしたとき、逃げだしたり助けてもらったりできないかもしれないことへの恐怖症。
- 閉所
- 混雑
- ひとりで外出
- 交通機関の利用
- 広い場所

* 1つだけ該当する場合は「限局性恐怖症、状況型」

5 不安症／障害群

広場恐怖症は
- **閉**所
- **混**雑
- **ひとりで外出**
- **交**通機関の利用
- **広**い場所

……以上の2つ以上に対する恐怖

語呂 20

広場恐怖くて　**へ　こん**だら
（広場恐怖）　　　　（閉所 混雑）

ひとりで　**コー**　**ヒー**
（ひとりで外出）（交通機関の利用）（広い場所）

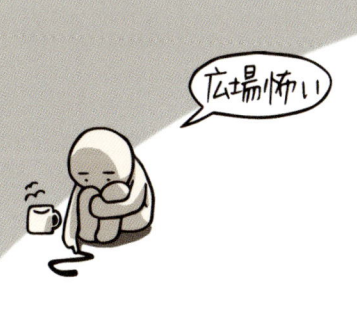

「広場怖い」

全般不安症 / 全般性不安障害
Generalized Anxiety Disorder

要するに……

この6カ月間、心配しすぎて制御できず、次の3つ以上がある。
- 落ち着きのなさ / 緊張感 / 過敏
- 易疲労感
- 集中困難 / 頭が真っ白になる
- いらだたしさ
- 筋肉の緊張
- 睡眠障害

5　不安症／障害群

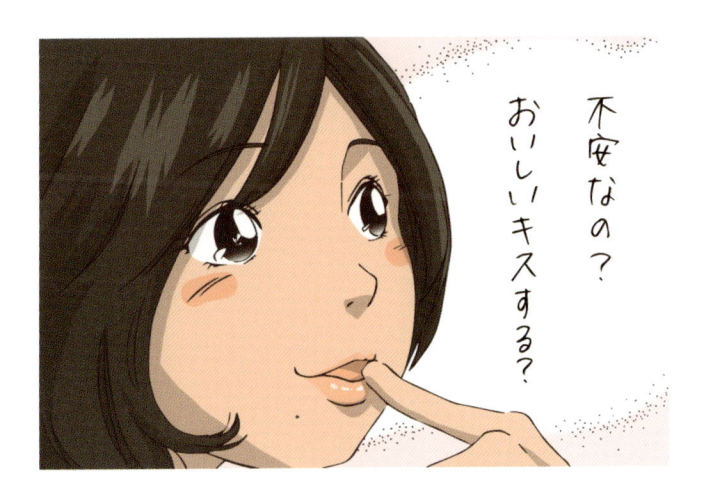

全般不安症は
A) 過剰な不安が半分以上の日に 6 カ月間
B) 心配の制御の困難感
C) 次の 3 つ以上
- 落ち着きのなさ / 緊張感 / 過敏
- 易疲労感
- 集中困難 / 頭が真っ白になる
- いらだたしさ
- 筋肉の緊張
- 睡眠障害

語呂 21

落ち着きのなさ	易疲労感	集中困難	いらだたしさ	筋肉の緊張	睡眠障害
お	い	し	い	キ	ス

不安なの？
おいしいキスする？

6 強迫症/強迫性障害および関連症/障害群
Obsessive-Compulsive and Related Disorders

強迫症/強迫性障害
Obsessive-Compulsive Disorder

要するに……

強迫観念か強迫行為。

* DSM-IV では、その不合理性を自覚していることが条件でしたが、DSM-5 では不合理性の自覚は条件ではありません。病識をもつものや病識が乏しいもの、さらには妄想的信念に至るものまであり、それらを特定用語としてつけることになりました。

醜形恐怖症/身体醜形障害
Body Dysmorphic Disorder

要するに……

存在しない外見上の問題にとらわれる人。

ためこみ症
Hoarding Disorder

要するに……

- ものを捨てられない
- なぜなら、必要そうで捨てるのが苦痛だから
- そして家がものであふれる

* 診断のポイントはDNA、すなわちDiscarding（捨てることの困難）、Necessity（必要かもと思う）、Accumulation（物がたまる）で覚えましょう。

抜毛症
Trichotillomania（Hair-Pulling Disorder）

要するに……

毛を抜き、毛がないところが生じる人。

皮膚むしり症
Excoriation（Skin-Picking Disorder）

要するに……

皮膚をかきむしり、傷ができる人。

7 トラウマとストレスに関する障害群
Trauma- and Stressor-Related Disorders

反応性アタッチメント障害 / 反応性愛着障害
Reactive Attachment Disorder

要するに……

- 怖いとき悲しいとき不安なときに、保護者を求めないし保護者が慰められない。
- 次の2つ以上。
  - 他者にあまり反応しない
  - 楽しそうじゃない
  - 保護者といたとき辛そう（怒り、悲しみ、恐れ）。
- 以前、保護者がいなかったり保護者が次々交代したり保護者役の少ない施設で育ったりするなど、受けた保護が不十分だった。

脱抑制型対人交流障害
Disinhibited Social Engagement Disorder

要するに……

- 知り合いではない大人との接近・交流への遠慮の減少。過度の親密な言語的・身体的な行為
- 以前、保護者がいなかったり保護者が次々交代したり保護者役の少ない施設で育ったりするなど、受けた保護が不十分だった。

心的外傷後ストレス障害
Posttraumatic Stress Disorder

要するに、次のすべて。

- 心的外傷への曝露
- 侵襲的な体験の想起
- 関連事項の回避
- 否定的な認知・気分
- 反応性と興奮

* 本書ではごく簡単に記載していますが、実際には細かな項目がたくさんあります。正確な理解・診断のためには基準そのものをきちんと確認しましょう。

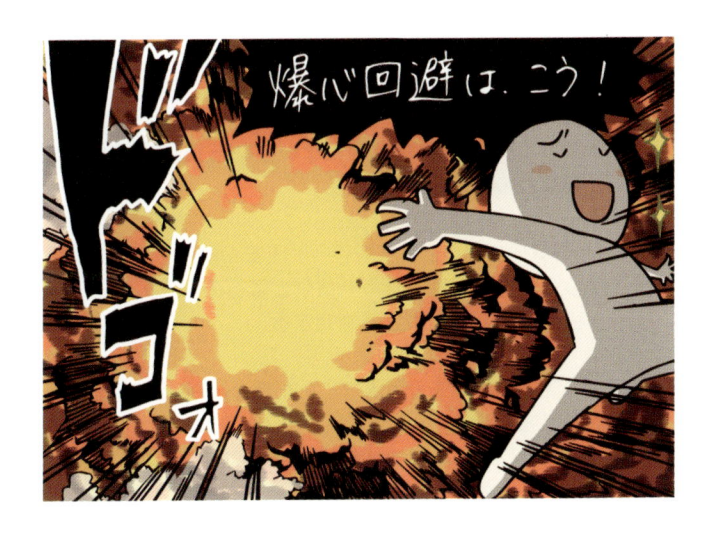

7 トラウマとストレスに関する障害群

心的外傷後ストレス障害は
- 心的外傷への曝露
- 侵襲的な体験の想起
- 関連事項の回避
- 否定的な認知・気分
- 反応性と興奮

語呂22

心的外傷への曝露　侵襲的体験の想起　関連事項の回避　否定的な認知
爆　　　　心　　　　回　　　　避は

興奮
こう！

急性ストレス障害
Acute Stress Disorder

要するに……

- 強いストレスに曝露。
- 侵入性、否定的な気分、解離、回避、刺激の5つのカテゴリであげられた症状のうち合計9つ以上。
- 上記症状が3日〜1カ月間続く。

→覚え方は語呂23

* 本書ではごく簡単に記載していますが、実際には細かな項目がたくさんあります。正確な理解・診断のためには基準そのものをきちんと確認しましょう。

適応障害
Adjustment Disorder

要するに……

- ストレスで情動面か行動面の症状が出現。
- ストレス因子とつり合わない強い苦痛か、社会・職業などの機能障害の存在。

「抑うつ気分を伴う」「不安を伴う」「不安と抑うつ気分の混合を伴う」「素行の障害を伴う」「情動と素行の障害の混合を伴う」「特定不能」のいずれかを特定する。

* 何かのきっかけで気分が落ちこんだ患者に「抑うつ気分を伴う適応障害」の診断がくだされがちですが、「重大な機能障害」か「ストレス因に不つりあいなほどの強い苦痛」の存在が必須であり、機能障害が中等度以下、そして、ストレスに比較して常識的に考えられる範囲の反応といえれば適応障害ではなく正常の反応と扱うべきでしょう。

急性ストレス障害は
- 回避
- 解離
- 刺激
- 気分
- 侵入

語呂 23

回避　解離　刺激 気分　　侵 入
開　会　式　侵入！

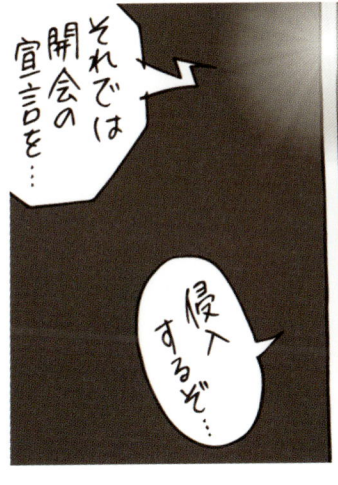

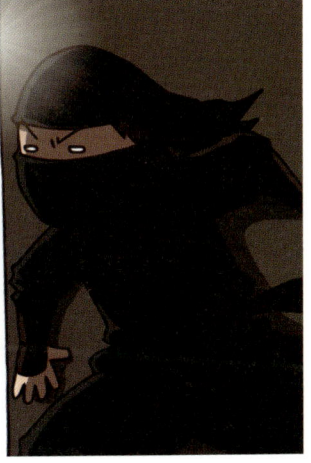

8
解離症 / 障害群
Dissociative Disorders

解離性同一性症 / 障害
Dissociative Identity Disorder

要するに……

人格交代と健忘。

解離性健忘
Dissociative Amnesia

要するに……

ストレスに関連した自分についての記憶の想起不能。

* DSM-IV にあった解離性遁走は 1 つの障害と扱わなくなりました。遁走があるときには、解離性健忘に「解離性遁走を伴うもの with Fugue」の特定用語を付け加えることになりました。

離人感・現実感消失症 / 障害
Depersonalization/Derealizatin Disorder

要するに……

　離人症(自分の行動や思考・感情などを傍観者のように感じる)や現実感の喪失。

9 身体症状症および関連症群
Somatic Symptom and Related Disorders

身体症状障害
Somatic Symptom Disorder

要するに……

身体症状があり、それにとらわれている人。

病気不安症
Illness Anxiety Disorder

要するに……

病気になることへの恐怖症。

すなわち、この6カ月間以上、実際の危険性とつり合わないほど病気を心配し、健康のために過剰な行動をとるか病院・検査などを避ける。

* 「○○恐怖症」の構造です。ただし、他の恐怖症では「我慢か回避」を要しますが、病気不安症では「過剰な行為か回避」が生じる点が違います(「恐怖症 Phobia」も参照)。

変換症 / 転換性障害（機能性神経症状症）
Conversion Disorder (Functional Neurological Symptom Disorder)

要するに……

医学的な診察結果や検査結果と矛盾する随意運動 / 感覚機能の症状。

* DSM-IV では心的ストレスの存在が条件とされていましたが、臨床的には心的ストレスが明確になることが少なく、DSM-5 では条件から削除されました。

他の医学的疾患に影響する心理的要因
Psychological Factors Affecting Other Medical Conditions

要するに……

自分の健康を大切にしない人。

作為症 / 虚偽性障害
Factitious Disorder

要するに……

人を騙すために病気・怪我をつくる人。

* 保険金などの外的な利益を目的とせず、人の気をひき心配してもらうなどの精神的な目的で病気を作り出す人に用いられます。

他者に負わせる作為症
Factitious Disorder Imposed on Another

要するに……

人を騙すために、家族などの他者に病気・怪我をつくる人。

10
食行動障害および摂食障害群
Feeding and Eating Disorders

異食症
Pica

要するに……

非栄養物を食べる。

反芻症 / 反芻性障害
Rumination Disorder

要するに……

口に入れた食べ物や飲み込んだ食べ物を吐き出す人。

回避・制限性食物摂取症 / 障害
Avoidant/Restrictive Food Intake Disorder

要するに……

他の摂食障害や身体疾患によるものでもなく、食べない。

神経性やせ症 / 神経性無食欲症
Anorexia Nervosa

要するに、以下のすべて

- 食事量が少なくて低体重。
- 体重増加や肥満への過剰な恐怖か、体重増加を妨げる行為の持続。
- 身体像障害や、体重や体型への過度なとらわれや、低体重の問題を否認。

* 摂食制限型 Restricting type と過食・排出型 Binge-eating/purging type の 2 つがあります。神経性やせ症の覚え方は語呂 24、神経性やせ症の重症度の覚え方は語呂 25 を参照。

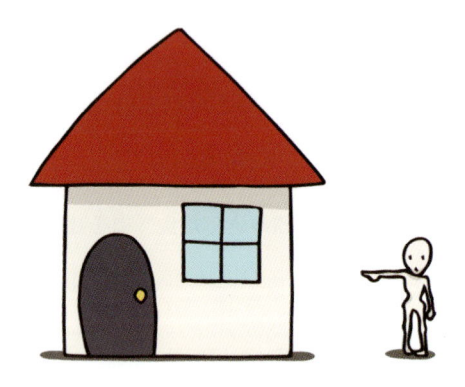

10 食行動障害および摂食障害群

神経性やせ症は

A) 低体重

B) 体重の拒絶

　以下のどれか

　●体重増加や肥満への恐怖

　●体重増加の妨害

C) 認知の歪み

　以下のどれか

　●身体像障害

　●体重や体型が自己評価に不適切に影響

　●低体重の重大さの否認

語呂 24

　　低体重　　体重の拒絶　　認知の歪み
　　住　　　**居**　　　　**人**

神経性やせ症(AN)の重症度

DSM-IV	標準体重に対する比	BMI	DSM-5
AN と診断	85%	18.7	軽度
	77%	17	中等度
	72%	16	重度
	68%	15	極度

語呂 25

中学生の**ナナ**ちゃん、**いいな**♪
（中等度／77%以下／17以下）

重度のオ**ナ**○ー好きで**イロ**っぽく
（重度／72%以下／16以下）

極まった後は**牢**屋で**イイ**子
（極度／68%以下／15以下）

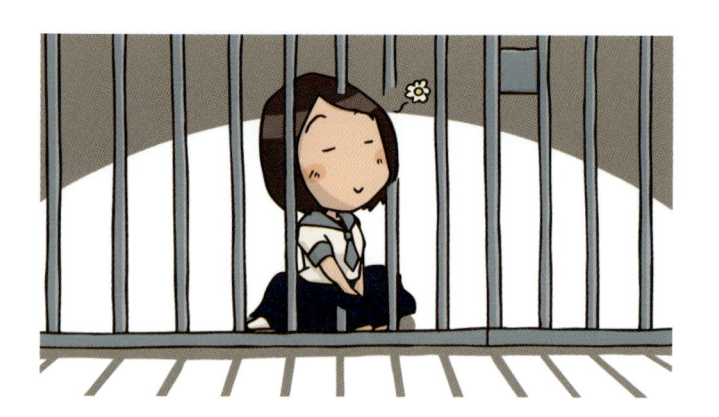

神経性過食症 / 神経性大食症
Bulimia Nervosa

要するに……

- 制限できず、沢山食べてしまい(過食)
- 不適切な代償行為に及ぶ。

過食性障害
Binge-Eating Disorder

要するに……

- 制限できず、沢山食べてしまい(過食)
- 次の2つ以上
  - 空腹じゃないのに
  - 満腹以上になるまで
  - スピーディーに食べて
  - 恥ずかしくて1人になるし
  - 嫌気がさす

11
排泄症群
Elimination Disorders

遺尿症
Enuresis

要するに……

> おしっこの「おもらし」。週2回以上が3カ月以上続くか、そうでなくても社会生活で困っている。

遺糞症
Encopresis

要するに……

> 便の「おもらし」。月に1回はおもらししちゃうことが3カ月以上続く。

12 睡眠・覚醒障害群
Sleep-Wake Disorders

不眠障害
Insomnia Disorder

要するに……

- 寝つけないか、途中で目が覚めてしまうか、早くに目が覚めてしまうことが
- 3カ月間以上、週3回はある。

過眠障害
Hypersomnolence Disorder

要するに……

- 7時間以上眠っているのに
- 何度も眠ってしまうか、9時間以上寝てもたりないか、途中で起こされてもきちんと起きていられないことが
- 3カ月間以上、週3回はある。

ナルコレプシー
Narcolepsy

要するに……

- 抑えきれない眠気や日中の睡眠が日に何度も起こることが3カ月間以上、週3回はある。
- 次のどれかがある。
  - 髄液のオレキシン濃度低下
  - カタプレキシー
  - ポリソムノグラフィ上のレム睡眠遅延

12 睡眠・覚醒障害群　89

ナルコレプシーは
A) 週3回以上の日中の病的な居眠り
B) 以下のどれか
- オレキシン(ヒポクレチン)の欠乏を髄液で確認
- カタプレキシー：情動脱力発作(感情の高まりで力が抜ける)
- ポリソムノグラフィでレム睡眠の遅延を確認

語呂26

日中の病的な居眠り
居眠りしてたら

オレキシン欠乏　カタプレキシー　ポリソムノグラフィでレム睡眠遅延
オレの　肩に　ポリス

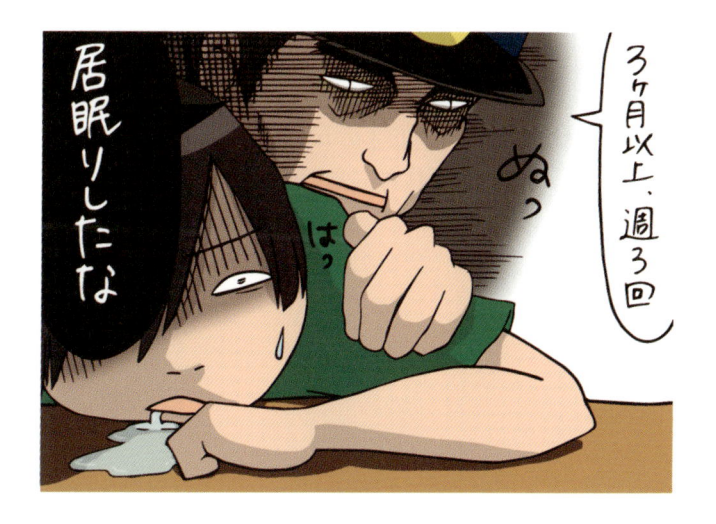

■呼吸関連睡眠障害群
Breathing-Related Sleep Disorders

閉塞性睡眠時無呼吸低呼吸
Obstructive Sleep Apnea Hypopnea

要するに……

- 夜間、1時間に5回以上の閉塞性の低呼吸がポリソムノグラフィで確認され
- 睡眠中に、いびきをかいたり息が止まったり喘いだりし
- 十分に寝たハズなのに日中の眠気や倦怠感が生じたり休めた感じがしなかったりする。

中枢性睡眠時無呼吸
Central Sleep Apnea

要するに……

夜間、1時間に5回以上の中枢性の無呼吸がポリソムノグラフィで確認される。

睡眠関連低換気
Sleep-Related Hypoventilation

要するに……

ポリソムノグラフィで、二酸化炭素の上昇を伴う低呼吸が確認される。

概日リズム睡眠 – 覚醒障害群
Circadian Rhythm Sleep-Wake Disorders

要するに……

概日リズムの変化により睡眠に乱れが生じ、概日リズムと社会的に必要な睡眠・覚醒のパターンが合わなくなることが持続 / 反復する。

* 睡眠相後退型 Delayed sleep phase type
  睡眠相前進型 Advanced sleep phase type
  不規則睡眠 – 覚醒型 Irregular sleep-wake type
  非 24 時間睡眠 – 覚醒型 Non-24-hour sleep-wake type
  交代勤務型 Shift work type
  特定不能型 Unspecified type
  ……があります。

■睡眠時随伴症群
Parasomnias

ノンレム睡眠からの覚醒障害
Non-REM Movement Sleep Arousal Disorder

要するに……

> 多くは睡眠の最初の3分の1に生じる、睡眠時遊行や夜驚症を伴う不完全な覚醒。目覚めても何があったか覚えていないし、夢の内容もほとんど覚えていない。

* 睡眠時遊行症型 Sleepwalking type と睡眠時驚愕症型 Sleep terror type があります。

悪夢障害（悪夢症）
Nightmare Disorder

要するに……

> 多くは睡眠の中央の3分の1に生じる、目覚めてからよく記憶に残る、きわめて不快な夢が繰り返し生じ、不快な夢から目覚めればすぐに見当識や意識は回復する。

レム睡眠行動障害
Rapid Eye Movement Sleep Behavior Disorder

要するに……

- 発声や複雑な動作を伴う覚醒が繰り返される。
- これはレム睡眠中に生じるものであり、通常は入眠後90分以上がたってから、さらにいえば睡眠の後半に生じやすく、昼寝では通常は生じない。
- これで目覚めた際には、完全に目が覚めて意識は清明で、混乱はない。
- ポリソムノグラフィでレム睡眠中の筋脱力の欠如が確認される。または、synucleinopathyの診断が確定していてレム睡眠行動異常を示唆する経過がある。

レストレスレッグス症候群（むずむず脚症候群）
Restless Legs Syndrome

要するに……

脚の不快感で、脚を動かしたくなる。脚を動かしたい欲求は休息時に強まり、動けば軽くなり、日中よりも夜に強い。
そんなことが3カ月間以上、週3回はある。

13
性機能障害群
Sexual Dysfunctions

射精遅延
Delayed Ejaculation

要するに……

性交渉の際にはほぼいつも、射精まで時間がかかり、射精に至らない。

勃起障害
Erectile Disorder

要するに……

性交渉の際にはほぼいつも、性交渉の間に勃起できないか、性交渉が完了するまで勃起を保てない。

女性のオルガズム障害
Female Orgasmic Disorder

要するに……

性交渉の際にはほぼいつも、オルガズムまで時間がかかりオルガズムに至らないことが多いか、オルガズムが弱い。

女性の性的関心・興奮障害
Female Sexual Interest/Arousal Disorder

要するに、次の3つ以上の欠如

- 性的な感覚
- 性的活動時の喜びや興奮
- 性への興味
- 性的な(言葉、声や音、視覚的刺激による)刺激への反応性
- 性的活動
- 性的な思考や空想

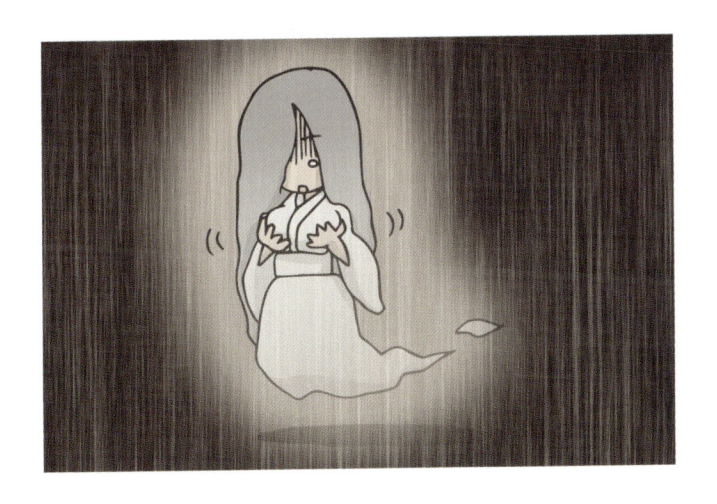

女性の性的関心・興奮障害は
- 性的な感覚(Sensation)
- 性的活動時の喜びや興奮(Pleasure / excitement)
- 性への興味(Interest)
- 言葉、声や音、視覚的刺激による性的な刺激への反応性(Response)
- 性的活動(Initiation of activity)
- 性的な思考や空想(Thought / fantasy)

……以上の3つ以上に障害がある

語呂 27

Sensation	Pleasure	Interest	Response	Initiation	Thought
S	P	I	R	I	T

性器 - 骨盤痛・挿入障害
Genito-Pelvic Pain/Penetration Disorder

要するに、次のどれか

- 性交ができない。
- 強い性交時痛。
- 性交の疼痛への恐怖。
- 腟への挿入の際に周囲の筋肉が緩まない。

男性の性欲低下障害
Male Hypoactive Sexual Desire Disorder

要するに……

性的活動を考えたり望んだりしない。

早漏
Premature (Early) Ejaculation

要するに……

腟に挿入して1分以内に射精する。

14
性別違和
Gender Dysphoria

性別違和
Gender Dysphoria

小児の性別違和
Gender Dysphoria in Children

要するに、次の6つ以上

- 異性の友達と一緒にいることを好む。
- 違う性になることを望む、違う性だと主張する(この項目は必須)。
- 違う性の服を着たがる。
- ごっこ遊びで違う性の役を好む。違う性でいることを想像する。
- 違う性の第一・二次性徴を望む(肉体)。
- 違う性らしい遊びなどの活動を好む。
- 自分の性の肉体的特徴を嫌う。
- 自分の性らしい活動(遊びなど)を嫌う。

小児の性別違和は
- 異性の友達と一緒にいることを好む
- 違う性になることを望む、違う性だと主張する（必須）
- 違う性の服を着たがる
- ごっこ遊びで違う性の役を好む。違う性でいることを想像する
- 違う性の第一・二次性徴を望む（肉体）
- 違う性らしい遊びなどの活動を好む
- 自分の性の肉体的特徴を嫌う
- 自分の性らしい遊びなどの活動を嫌う

……以上の6つ以上

語呂28

異性の友達　違う性になる
友達の　のぞみは

違う性の服　違う性の役
服　薬して

違う性の肉体　違う性らしい遊び
肉たべて　遊んで

自分の性の肉体を嫌う　自分の性らしい遊びを嫌う
肉たべて　遊ぶ

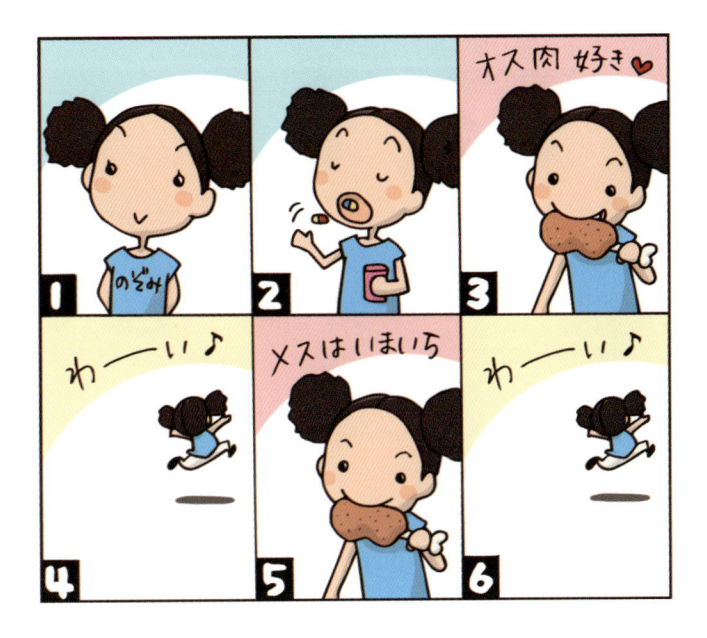

14 性別違和

青年および成人の性別違和
Gender Dysphoria in Adolescent and Adults

要するに、次の2つ以上

- 今の性的特徴に違和感。
- 今の性的特徴を除去したい。
- 違う性の性的特徴が欲しい。
- 違う性になりたい。
- 違う性として扱われたい。
- 違う性の感覚・反応をもっている。

15 秩序破壊的・行動制御・素行症群
Disruptive, Impulse-Control, and Conduct Disorders

反抗挑発症 / 反抗挑戦性障害
Oppositional Defiant Disorder

要するに、次の4つ以上

- しばしば反抗する。
- しばしば口論になる。
- 神経過敏。
- 容易に怒る。
- しばしばかんしゃくを起こす。
- 執念深く意地が悪い。
- 自分の失敗を人のせいにする。
- 人を苛立たせる。

覚え方は 語呂 29 を参照。

反抗挑発症は
- しばしば反抗する
- しばしば口論になる
- 神経過敏
- 容易に怒る
- しばしばかんしゃくを起こす
- 執念深く意地が悪い
- 自分の失敗を人のせいにする
- 人を苛立たせる

語呂 29

ハンコで 転んで
（反抗）（口論）

花瓶が イカリで カシャン！
（過敏）（怒る）（かんしゃく）

しっこく 人のせいにして 怒らせる
（執念深い）（人のせいにする）（苛立たせる）

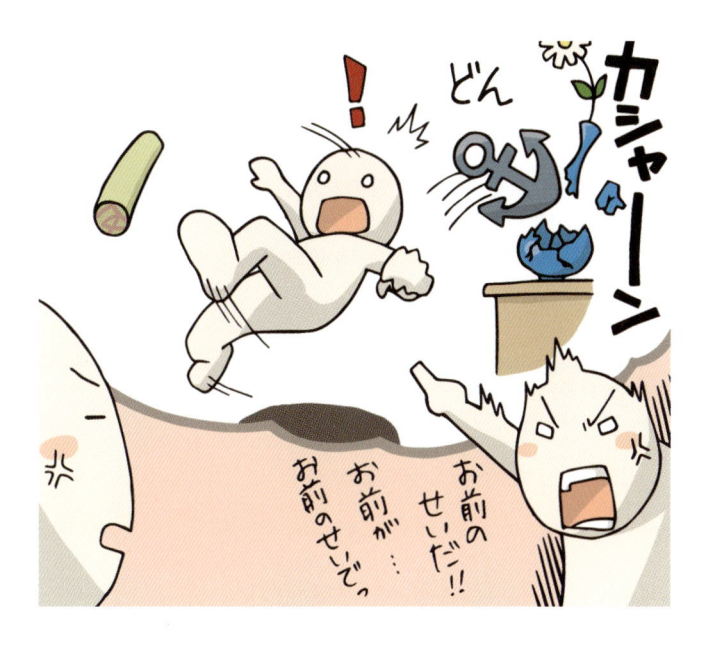

間欠爆発症 / 間欠性爆発性障害
Intermittent Explosive Disorder

要するに……

暴言や暴力、器物破損を繰り返す人。

素行症 / 素行障害
Conduct Disorder

要するに……

暴力をふるったり、ものを壊したり、嘘をついたり盗んだり、規則や法に違反したりする人。
（診断には、あげられた 15 項目のうち 3 つ以上が必要）

反社会性パーソナリティ障害
Antisocial Personality Disorder

→パーソナリティ障害の章を参照。

放火症
Pyromania

要するに……

直前の緊張感や興奮を得るための放火を 2 回以上。

窃盗症
Kleptomania

要するに……

直前の緊張感のために窃盗の衝動が抑えきれなくなる人。

16
物質関連障害および嗜癖性障害群
Substance-Related and Addictive Disorders

▪物質関連障害群
Substance-Related Disorders

* DSM-IVまで使われていた「依存症」と「乱用」は、DSM-5では併せて「使用障害」として扱うようになりました。

* 使用障害、中毒、離脱で扱う物質にはアルコール、カフェイン、大麻、幻覚薬〔フェンシクリジン(PCP)やその他〕、吸入剤、オピオイド(アヘン類)、鎮静薬・睡眠薬・抗不安薬、精神刺激薬(アンフェタミンやその他の覚醒剤のこと)、タバコ、その他(または未知)があります。

* 以降の診断名を扱う際、「物質」には特定の物質名が入ります(例:アルコール使用障害、アルコール依存症、アルコール離脱)。

「物質」使用障害
Use Disorder

要するに、次の2つ以上

- コントロール障害
- 中止の不成功
- 長時間費やす
- 渇望
- 生活に支障
- 生活上やめるべきなのに使用が続く
- 活動の放棄
- 危険な使用
- 健康上やめるべきなのに使用が続く
- 耐性
- 離脱

* 2つか3つなら軽症、4つ以上で中等症、6つ以上になると重症と診断されます。物質によってわずかに異なりますが、ほぼ同じです。幻覚薬と吸入剤の基準には離脱の項目がありません。

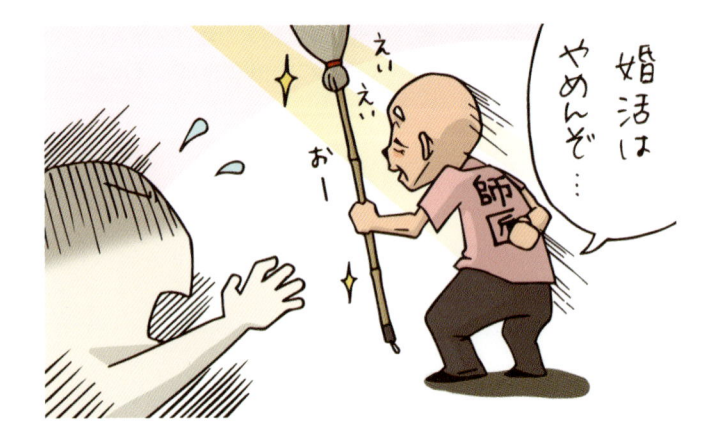

使用障害は
- 離脱
- 耐性
- コントロール障害
- 渇望
- 中止の不成功
- 生活に支障
- 長時間費やす
- 活動の放棄
- 危険な使用
- 生活上やめるべきなのに
- 健康上やめるべきなのに

……以上の2つ以上

語呂 30

リ タイアしても
（離脱　耐性）

婚　活　やめない　師匠に
（コントロール障害　渇望　中止の不成功　生活に支障）

長い　ホウキは　危険
（長時間費やす　活動の放棄　危険な使用）

やめるべきだって、やめるべき！
（生活上やめるべき　健康上やめるべき）

「物質」中毒
Intoxication

要するに……

物質の作用により症状がでる。

* タバコ以外の物質について扱われます。診断に必要な症状は物質によって異なります。

「物質」離脱
Withdrawal

要するに……

長期 / 大量に使用していた物質の中断により症状がでる。

* 幻覚薬と吸入剤以外の物質について扱われます。診断に必要な症状は物質によって異なります。

アルコール離脱、鎮静薬・睡眠薬・抗不安薬離脱
Alcohol Withdrawal, Sedative, Hypnotic, or Anxiolytic Withdrawal

要するに、次の 2 つ以上

- 自律神経症状
- 不安
- 焦燥
- 悪心・嘔吐
- 不眠
- てんかん発作
- 幻覚
- 手指振戦

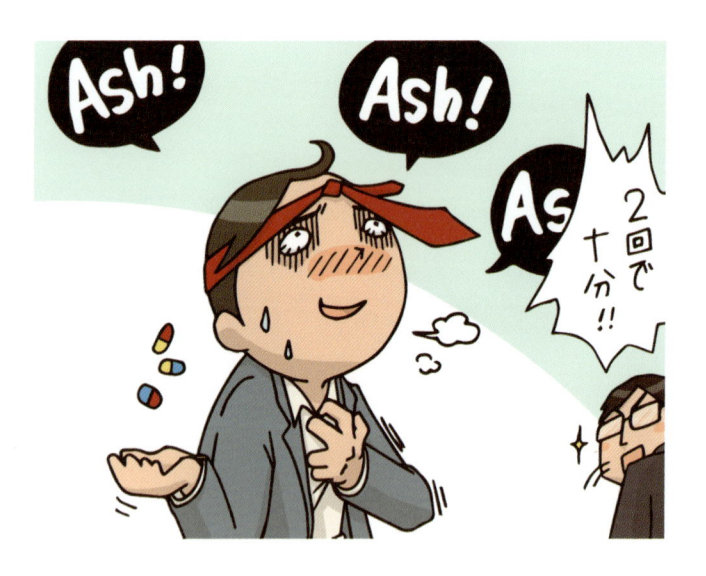

16 物質関連障害および嗜癖性障害群

アルコール離脱（鎮静薬・睡眠薬・抗不安薬離脱も同様）は
- 自律神経症状 Autonomic
- 嘔気・嘔吐 Stomach
- 幻覚 Hallucination
- 不安 Anxiety
- 不眠 Sleep
- 手指振戦 Hand Tremor
- 焦燥 Agitation
- てんかん発作 Seizure

……以上の2つ以上

語呂 31

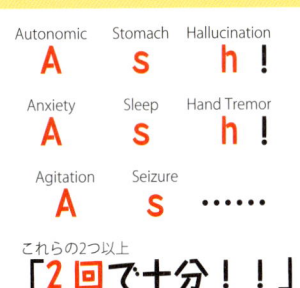

Autonomic	Stomach	Hallucination
A	**s**	**h** !

Anxiety	Sleep	Hand Tremor
A	**s**	**h** !

Agitation	Seizure	
A	**s**	……

これらの2つ以上
「2回で十分！！」

タバコ離脱
Tobacco Withdrawal

要するに、次の4つ以上

- 怒りっぽさ
- 不眠
- 不安
- 食欲亢進
- 集中困難
- 落ち着きのなさ
- 抑うつ気分（落ち込み）

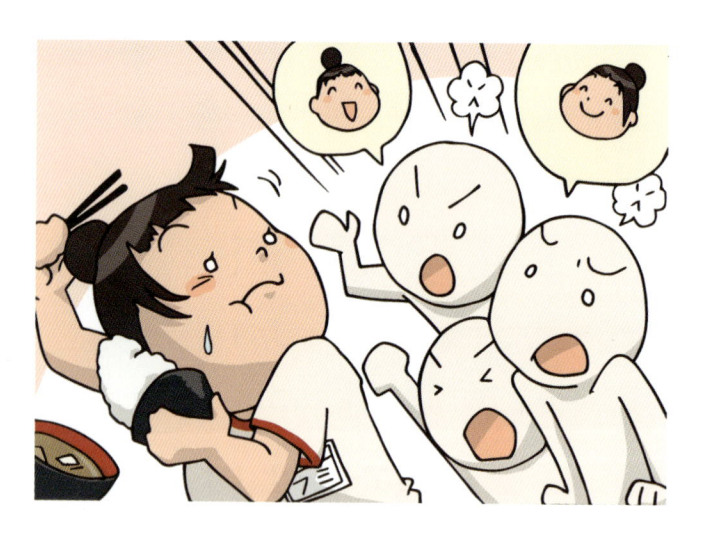

16 物質関連障害および嗜癖性障害群

タバコ（ニコチン）離脱は
- 不眠
- 怒りっぽさ
- 不安
- 集中困難
- 落ち着きのなさ
- 抑うつ気分（落ち込み）
- 食欲亢進

語呂32

ニコニコしない（ニコチン）　フミちゃんに（不眠）

怒った（怒りっぽさ）　ファンが（不安）　集まって（集中困難）

おち（落ち着きのなさ）　おちして（落ち込み）

食べてばかりもいられない（食欲亢進）

精神刺激薬離脱
Stimulant Withdrawal

要するに、次の2つ以上

- 睡眠の変化（不眠・過眠）
- 食欲増多
- 悪夢
- 精神運動の変化（精神運動抑制・焦燥）
- 倦怠感

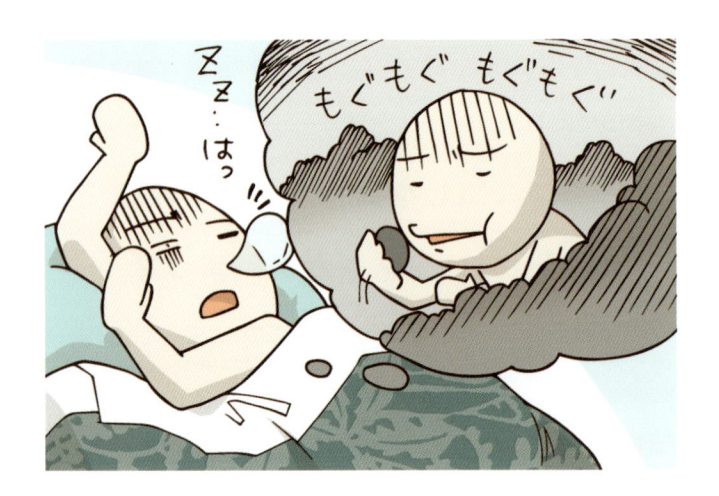

精神刺激薬（覚醒剤）離脱は
- 睡眠の変化（不眠・過眠）
- 食欲亢進
- 悪夢
- 精神運動の変化（精神運動抑制・焦燥）
- 倦怠感

語呂 33

　　　　　睡眠の変化
　　　　変な眠りで
　　食欲亢進　　悪夢
　　食べまくる　悪夢みてたら
　　　　精神運動の変化
　　　　変な運動で
　　倦怠感　　覚醒剤離脱
　　グッタリ　覚醒

■非物質関連障害群

ギャンブル障害
Gambling Disorder

要するに、次の4つ以上

- 興奮を得るため増額する。
- 止めようとしても止まらない。
- 賭博へののめりこみを隠す嘘をつく。
- 賭博で金を失うと、賭博で取り返そうとする。
- うさを晴らすために賭博する。
- 賭博を減らしたり止めたりすると落ち着かなかったりイライラしたりする。
- 考えが賭博にとらわれている。
- 社会生活上の問題が生じる。
- 賭博で生じた経済的問題で、他人に金を求める。

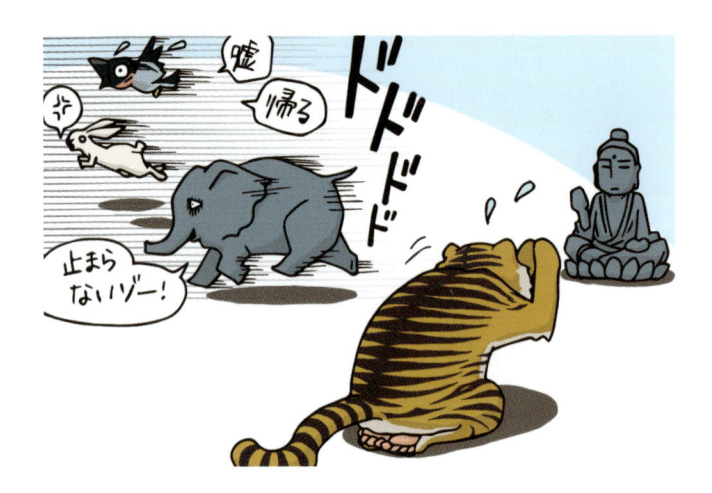

16 物質関連障害および嗜癖性障害群

ギャンブル障害は
- 興奮を得るため増額する
- 止めようとしても止まらない
- 賭博へののめり込みを隠す嘘をつく
- 賭博で金を失うと、賭博で取り返そうとする
- うさを晴らすために賭博する
- 賭博を減らしたり止めたりすると落ち着かなかったりイライラしたりする
- 考えが賭博にとらわれている
- 社会生活上の問題が生じる
- 賭博で生じた経済的問題で、他人に金を求める

語呂 34

象が　止まらず
（増額）（止まらない）

ウソつく　鳥は帰り
（嘘をつく）（損を取り返そうとする）

ウサギは　離脱し
（憂さ晴らし）（精神的な離脱症状）

トラは　釈迦に　頼みこむ
（考えがとらわれる）（社会生活上の問題）（他人に金銭を要求）

17 パラフィリア障害群
Paraphilic Disorders

* パラフィリア障害群につき、本書では各障害のA基準を紹介していますが、診断には基準Bも必要で、苦痛か障害か他者に対する危害のいずれかが必要な要件です。変わった性的傾向をもつだけでは「パラフィリア」であり、それに伴い問題が生じているときのみDSM-5における「パラフィリア障害」に該当します。

窃視障害
Voyeuristic Disorder

要するに……

裸や服を脱ぐところ、性行為を盗み見ることに対する、性的興奮を伴う空想や衝動や行為。いわゆる「のぞき」。

露出障害
Exhibitionistic Disorder

要するに……

見知らぬ人に性器を見せつけることに対する、性的興奮を伴う空想や衝動や行為。いわゆる「露出狂」。

窃触障害
Frotteuristic Disorder

要するに……

同意を得ずに人に触れたり身体を擦りつけたりすることに対する、性的興奮を伴う空想や衝動や行為。いわゆる「ちかん」。

性的マゾヒズム障害
Sexual Masochism Disorder

要するに……

辱められたり叩かれたり縛られたりするなど苦痛を受ける行為に対する、性的興奮を伴う空想や衝動や行為。いわゆる「マゾ」。

性的サディズム障害
Sexual Sadism Disorder

要するに……

相手に心理的または身体的に苦痛を与えることに対する、性的興奮を伴う空想や衝動や行為。いわゆる「サド」。

小児性愛障害
Pedophilic Disorder

要するに……

13歳以下の子どもとの性行為に対する、性的興奮を伴う空想や衝動や行為。本人は16歳以上である。

フェティシズム障害
Fetishistic Disorder

要するに……

毛髪や足などの性的ではない体の部位や、下着などの非生物に対する、性的興奮を伴う空想や衝動や行為。

* DSM-IVでは非生物だけが対象でした。DSM-5では身体の部位も対象として扱うことになりました。なので「足フェチ」はDSM-IVでは「特定不能のパラフィリア」でしたがDSM-5では立派なフェチ、すなわち「フェティシズム障害」として扱われることになりました。

服装倒錯障害
Transvestic Disorder

要するに……

異性の服を着ることに対する、性的興奮を伴う空想や衝動や行為。

* 性的興奮を得ることが目的なので、性別違和の人が身体的な性と異なる性の服を着ることは含まれません。DSM-IVでは男性による女装だけが扱われていました。DSM-5では男性の女装、女性の男装の両方が扱われます。

18
神経認知障害群
Neurocognitive Disorders

せん妄
Delirium

要するに……

注意と意識水準の障害が生じ、これが1日の中で変動し、認知機能も障害される。

これは認知症ではなく、多くは身体疾患などにより一時的に生じる

認知症
Major Neurocognitive Disorder

要するに……

人生の中で獲得されたはずの認知機能の著しい低下。

例：請求書の支払いや薬の管理など、自立した日常生活が障害され、支援を要するほどである

軽度認知機能障害
Mild Neurocognitive Disorder

要するに……

人生の中で獲得されたはずの認知機能の、著しくない低下。

例：請求書の支払いや薬の管理など、自立した日常生活が障害されるが、頑張ってなんとかなる範囲、あるいは自分でカバーできる範囲である。

* 認知症や軽度認知機能障害には、以下のさまざまな原因が考えられます。
  - アルツハイマー病による
  - 前頭側頭型
  - レビー小体病を伴う
  - 血管性
  - 外傷性脳損傷による
  - 物質・医薬品誘発性
  - HIV感染による
  - プリオン病による
  - パーキンソン病による
  - ハンチントン病による
  - 他の医学疾患による
  - 複数の病因による
  - 特定不能の

* それぞれに基準が設定されており、その満たす程度により診断の確実性が「ほぼ確実な」か「可能性のある」という言葉で表現されます。

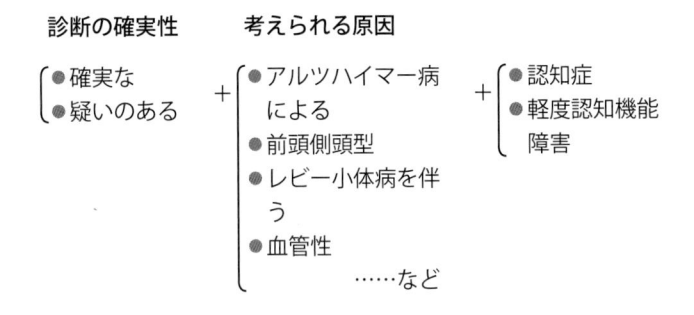

診断の確実性　　**考えられる原因**

{ ●確実な
●疑いのある } + { ●アルツハイマー病による
●前頭側頭型
●レビー小体病を伴う
●血管性
……など } + { ●認知症
●軽度認知機能障害 }

例1)ほぼ確実なアルツハイマー病による認知症
例2)可能性のあるレヴィ小体病による軽度認知機能障害

19 パーソナリティ障害群
Personality Disorders

パーソナリティ障害

要するに……

若いころからずっと、さまざまな物事に対して、認知・感情・対人関係・衝動制御のうち2つ以上で大きな偏りがあり、苦しんでいるか社会や職業などの面で機能障害が生じている。

* パーソナリティ障害群には、さまざまなパーソナリティ障害が存在します。本書ではごく簡単に記載していますが、実際には細かな項目がたくさんあります。正確な理解・診断のためには基準そのものをきちんと確認しましょう。

提案されているパーソナリティ障害の新しい基準

- 強迫性パーソナリティ障害
- 境界性パーソナリティ障害
- 反社会パーソナリティ障害
- 統合失調型パーソナリティ障害
- 回避性パーソナリティ障害
- 自己愛性パーソナリティ障害

* パーソナリティ障害について、DSM-5 では DSM-IV から変更はありませんでしたが、変更の提案がなされています。その提案で残っているのは上記の 6 つだけです。

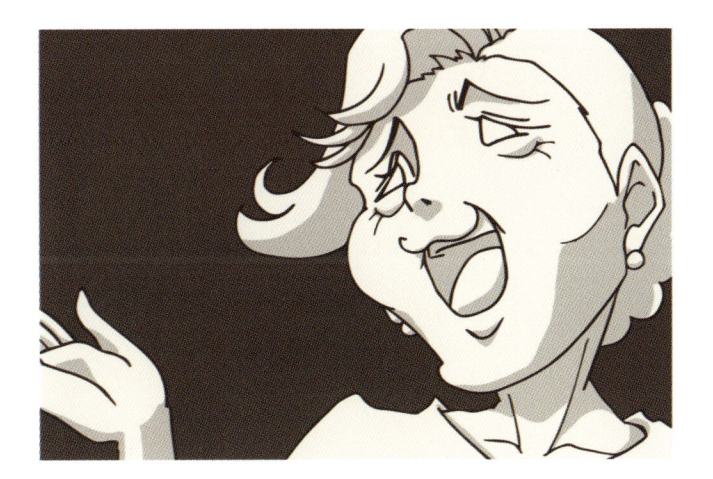

19 パーソナリティ障害群　133

パーソナリティ障害として提案されているもの
- 強迫性パーソナリティ障害（Obsessive-compulsive）
- 境界性パーソナリティ障害（Borderline）
- 反社会パーソナリティ障害（Antisocial）
- 統合失調型パーソナリティ障害（Schizotypal）
- 回避性パーソナリティ障害（Avoidant）
- 自己愛性パーソナリティ障害（Narcissistic）

語呂 35

性格悪い

Obsessive-compulsive	Borderline	Antisocial	Schizotypal	Avoidant	Narcissistic
O	B	A	S	A	N

■パーソナリティ障害群

猜疑性 / 妄想性パーソナリティ障害
Paranoid Personality Disorder

要するに……

　「○○された」と疑い怒る人。

シゾイド / スキゾイドパーソナリティ障害
Schizoid Personality Disorder

要するに……

　他人に無関心で無感情な人。

統合失調型パーソナリティ障害
Schizotypal Personality Disorder

要するに……

　妄想っぽくて陰性症状がある変な人。

反社会性パーソナリティ障害
Antisocial Personality Disorder

要するに……

向こう見ずで他人を大切にしない、違法行為や暴力、嘘などを繰り返す人。

演技性パーソナリティ障害
Histrionic Personality Disorder

要するに……

感情表現が過度で芝居がかり、人の注意を集めようとする人。

自己愛性パーソナリティ障害
Narcissistic Personality Disorder

要するに……

自分が特別ですごくて偉いなどと思いたがり、他の人を利用しようとする人。

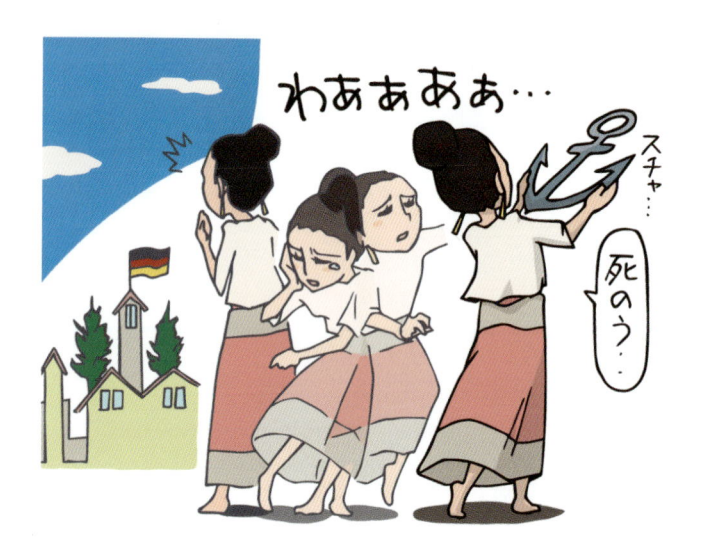

境界性パーソナリティ障害
Borderline Personality Disorder

要するに……

対人関係が不安定で、情動も不安定で、自傷行為などの、自分を大切にしないことをする人。

境界性パーソナリティ障害
- 見捨てられ不安
- 感情不安定
- 対人関係が激しく不安定
- 同一性障害
- 空虚感
- 衝動性（浪費や物質乱用など）
- 怒りの制御が困難、不適切な怒り
- 自殺に関する行為や自傷
- 解離、妄想様観念

語呂 36

見捨てられ不安
ミステリアスな彼女は　　感情不安定
不安定

対人関係が激しく不安定
タイ人なのに

同一性障害　　空虚感
ドイツの　**空**で

衝動性　　怒りの制御が困難
衝動的に　**イカリ**で

自傷　解離、妄想様観念
自傷　**かも**

回避性パーソナリティ障害
Avoidant Personality Disorder

要するに……

いろいろな物事に不安を抱いて避けてしまう人。

依存性パーソナリティ障害
Dependent Personality Disorder

要するに……

さまざまな面で人に面倒をみてもらうことに依存し、面倒をみてもらえなければ不安になったり困ったりする人。

強迫性パーソナリティ障害
Obsessive-Compulsive Personality Disorder

要するに……

秩序や完璧さや統一性にこだわりすぎる人。

付録

非定型抗精神病薬
atypical antipsychotic

統合失調症の治療薬は「抗精神病薬」と呼ばれる。その中でも、古いものは「定型抗精神病薬」、比較的新しいものは「非定型抗精神病薬」と呼ばれる。現在、統合失調症の治療はおもに下記の非定型抗精神病薬で行われる（カッコ内は商品名）。

- オランザピン（ジプレキサ）
- アリピプラゾール（エビリファイ）
- リスペリドン（リスパダール）
- ブロナンセリン（ロナセン）
- パリペリドン（インヴェガ）
- ペロスピロン（ルーラン）
- クエチアピン（セロクエル）

覚え方は語呂 37 を参照。

＊ 精神科で研修する研修医には、早いうちにこれらを覚えておくことをおすすめします。医療関係の学生であれば、上記のうち代表的な 3 剤を「おら（オランザピン）のアリス（アリピプラゾール、リスペリドン）はドS（Schizophrenia の治療薬）」と覚えれば、テスト対策は十分でしょう。

非定型抗精神病薬は
- オランザピン
- アリピプラゾール
- リスペリドン
- ブロナンセリン
- パリペリドン
- ペロスピロン
- クエチアピン

語呂 37

オラの(オランザピン) アリスは(アリピプラゾール リスペリドン)
いろんな物を(ブロナンセリン)
パリパリ(パリペリドン) ペロりと(ペロスピロン)
喰えちゃう(クエチアピン)

付録 141

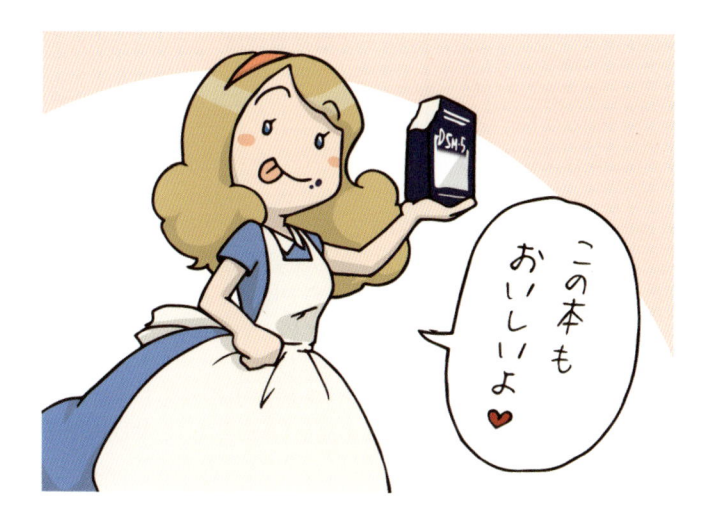

DIEPSS（薬原性錐体外路症状評価尺度）
Drug-Induced Extrapyramidal Symptoms Scale

抗精神病薬の副作用には錐体外路症状 extrapyramidal symptom (EPS) がある。その重症度を評価する尺度に DIEPSS がある。尺度の評価項目は下記のとおり。

- 歩行
- 動作緩慢
- 流涎
- 筋強硬
- 振戦
- アカシジア
- ジストニア
- ジスキネジア

＋　概括重症度

* 抗精神病薬を用いて治療する際、EPS に気を払うことは重要ですし、治験や研究で DIEPSS が必要とされることも少なくありません。評価用紙をみながらではなく、みるべき項目を頭に入れて診察すると、仕事のスピードが格段にあがります。また、研修医や医療関係の学生には縁が薄い DIEPSS ですが、研修医にとっては EPS の症状を把握するうえで、学生にとってはテスト対策に、この語呂（→語呂 38）が助けになることでしょう。

* 薬物によるパーキンソニズムなどの EPS はドパミン神経系のなかでも黒質-線条体系の遮断が関与しています。これは黒いアスファルトに線を引き駐車場を作るイメージで「黒（黒質）いとこ、線（線条体）を引いたらパーキン（パーキンソニズム）グ」と覚えておきましょう。

薬原性錐体外路症状評価尺度の評価項目は
- 歩行
- 動作緩慢
- 流涎
- 筋強硬
- 振戦
- アカシジア
- ジストニア
- ジスキネジア

語呂 38

歩行　動作緩慢　流涎　筋強硬　振戦
歩　道の　力　士

アカシジア　ジストニア　ジスキネジア
赤　　　字

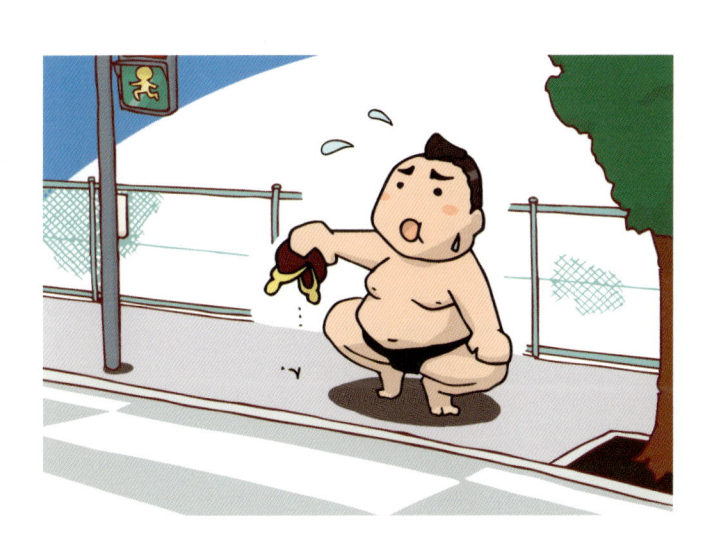

チトクローム P450
cytochrome P450

ほとんどの薬物は肝臓の酵素、チトクローム P450（CYP）で代謝される。CYP にはさまざまな分子種があるが、精神科の薬物の代謝酵素は 1A2、2D6、3A4 が主。非定型抗精神病薬それぞれを代謝する CYP を覚えておけば、他の薬物の併用などの血中濃度への影響が推測でき、有用である。各非定型抗精神病薬とそれぞれを代謝する CYP は次のとおり。

- CYP1A2：オランザピン
- CYP2D6：アリピプラゾール、リスペリドン
- CYP3A4：ペロスピロン、アリピプラゾール、クエチアピン

* 薬物治療を考えるうえで、CYP の影響は避けて通れません。例えば、1 日数本の喫煙により CYP1A2 を主とした CYP が強力に誘導され、オランザピンの血中濃度が 2 分の 1 以下に低下したとする報告があります。また、CYP2D6 を強力に阻害するパロキセチンにより、アリピプラゾールやリスペリドンなどの 2D6 で代謝される薬物の血中濃度はあがると考えられます。抗精神病薬を処方する精神科医であれば、ぜひ覚えておきたいものです。

* ドパミン神経系のうち、中脳-辺縁系は幻聴や妄想に関係しています。これは「幻聴と妄想は（総合失調症の症状の）まん中（中脳）へん（辺縁系）」で覚えましょう。

非定型抗精神病薬と代謝酵素

CYP1A2	CYP2D6	CYP3A4
オランザピン	アリピプラゾール	ペロスピロン
	リスペリドン	アリピプラゾール
		クエチアピン

語呂 39

1人の オラに
(1A2) (オランザピン)

2人の アリス で
(2D6) (アリピプラゾール リスペリドン)

3 パック
(3A4) (ペロスピロン アリピプラゾール クエチアピン)

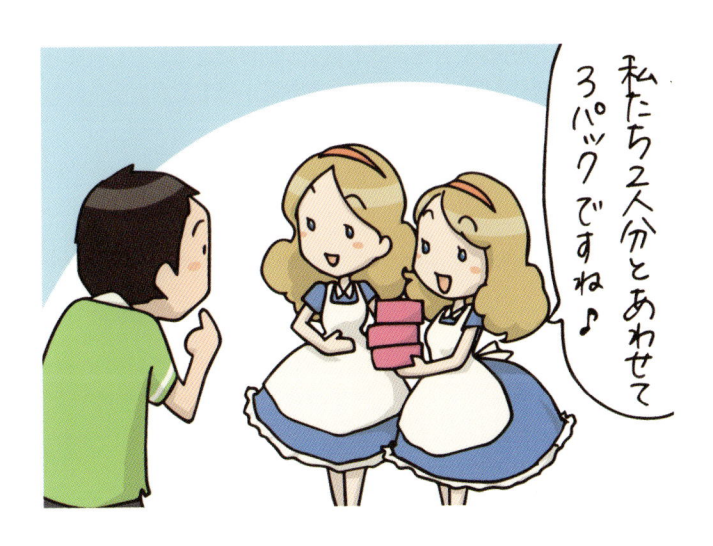

双極スペクトラム障害
Bipolar Spectrum Disorder

躁病/軽躁病エピソードがなく抑うつエピソードがあれば「うつ病」と診断され、抗うつ薬で治療されることだろう。しかし、抗うつ薬で改善しない難治性うつ病も少なくない。そういった難治性うつ病は、本質的にはうつ病ではなく双極性障害である可能性が指摘されている。これはガミーの提唱する「双極スペクトラム障害」である（右頁参照）。この診断基準に合致すれば、気分安定薬で治療を試みることも有意義だろう。

なお、双極性障害の範囲を大きく広げようとするアキスカルの「双極スペクトル」とはまったく違う概念であることには注意したい。

* うつ病に抗うつ薬を試みるまでは簡単ですが、その抗うつ薬が十分に効かないとき、この概念が助けになるかもしれません。精神科医であれば、覚えておきたい概念です。

ガミーの提唱する「双極スペクトラム障害」
A) 大うつ病エピソードの経験
B) 自然発生の躁・軽躁病エピソードなし
　　下記、C 基準のどれかを含み C と D の合計 3 項目、
　　または、D 基準だけで 6 項目
C) ● 一度親族（親子・兄弟姉妹）の双極性障害の家族歴
　　● 抗うつ薬誘発性の躁 / 軽躁
D) ● 発揚気質（発揚性人格）
　　● 抑うつエピソードの回数＞3 回
　　● 短い抑うつエピソード（平均 3 カ月未満）
　　● 非定型うつ症状
　　● 精神病性うつ病
　　● 抑うつエピソードが 25 歳未満発症（若年発症）
　　● 産後うつ病
　　● 抗うつ薬の効果減弱（へたり）
　　● 抗うつ薬 3 つ以上への非反応

D 基準の覚え方→語呂 40 を参照。

双極スペクトラム障害のD基準は
- 抗うつ薬の効果減弱(へたり)
- 発揚気質(発揚性人格)
- 精神病性うつ病(妄想性うつ病)
- 非定型うつ症状
- 抑うつエピソードの回数＞3回(4回以上)
- 短い抑うつエピソード(平均3カ月未満)
- 抗うつ薬3つ以上への非反応
- 産後うつ病
- 抑うつエピソードが25歳未満の若年発症

語呂40

抗うつ薬効果のへたり　発揚気質　妄想性うつ病
へばって　発　毛　なんて

非定型うつ症状
普通じゃない

抑うつエピソード＞3回　　エピソード期間＜3カ月　　抗うつ薬3つ以上への非反応
「**3　・　3　・　3** ……

産後うつ病　　抑うつエピソード発症年齢＜25歳
3×5(さんご)　　25　！」

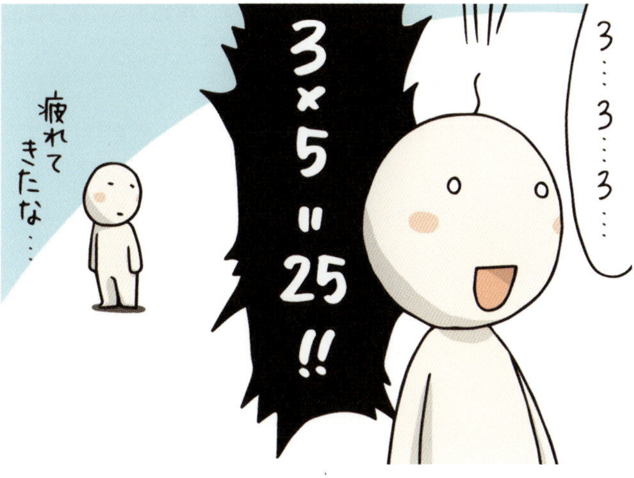
3…3…3…
3×5＝25!!
疲れてきたな…

うつ病の薬物治療の三期

うつ病を抗うつ薬で治療する際、その薬物をいつまで飲み続けるかが問題となる。症状がある間、すなわち「急性期」に薬物を続けることに迷う医療者はいないだろう。症状が消退してすぐに薬物を止めれば高率に再燃するため、半年〜1年間は「継続期」として抗うつ薬を続ける必要がある。その後、長期的に「維持期」の治療を必要とするかが判断の分かれるところである。初回のうつ病であれば維持期治療を必要としないことが多い。反復型のうつ病であれば、再発する可能性は高く、維持期の治療を必要とすることが多い。

＊ 精神科医であれば、ぜひ理解しておきたい事柄です。

症状が
消えるまで
急性期

その後の
半年〜1年間
継続期

その後の
長期的治療
維持期

語呂 41

うつ病には

きゅう　け　い
（急性期　継続期　維持期）

が必要

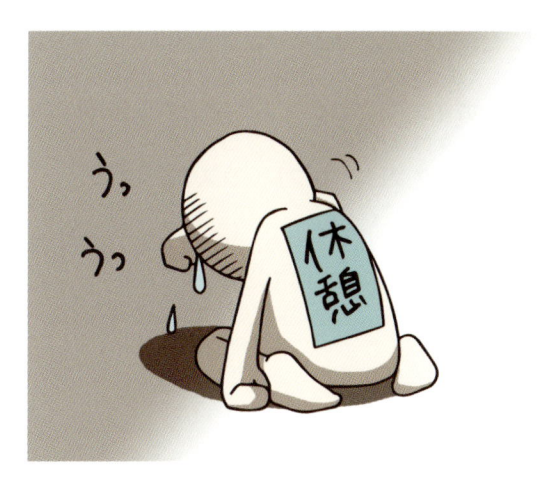

新規型抗うつ薬

抗うつ薬には、三環系や四環系といった従来型と、SSRIやSNRI、NaSSAといった新規型がある。従来型より副作用が少ない新規型がおもに使われており、その名称は覚えておきたい(カッコ内は商品名)。

- SNRI：デュロキセチン(サインバルタ)、ミルナシプラン(トレドミン)
- SSRI：セルトラリン(ジェイゾロフト)、パロキセチン(パキシル)、フルボキサミン(デプロメール/ルボックス)、シタロプラム(日本未発売)、エスシタロプラム(レクサプロ)
- NaSSA：ミルタザピン(リフレックス/レメロン)

* 精神科医であれば知っていて当然のこと。精神科研修医も覚えておけば、うつ病(や不安障害)の治療をより理解できることでしょう。

付録　153

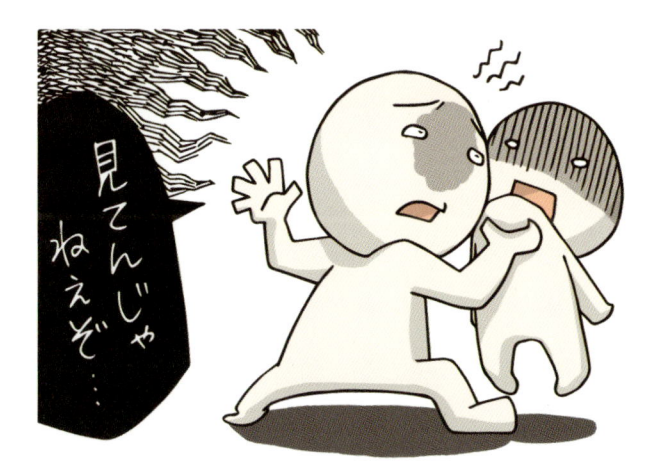

新規型抗うつ薬

SNRI	SSRI
デュロキセチン	セルトラリン
ミルナシプラン	パロキセチン
	フルボキサミン
	（シタロプラム）
	エスシタロプラム

語呂 42

そんな ジロジロ みるな
（SNRI　デュロキセチン　ミルナシプラン）

サッサと せんと
（SSRI　セルトラリン）

パチパチパチンと
（パロキセチン）

フルボッコに したろか
（フルボキサミン　シタロプラム　エスシタロプラム）

見てんじゃねえぞ…

新規型抗うつ薬の半減期

抗うつ薬の中には、1日1回の服用ですむものもあれば、日に複数回に分けて飲む必要があるものもある。それを分ける1つの要素として、半減期で語られる薬物の代謝速度があげられる。これを覚えておけば、抗うつ薬治療の理解がよりいっそう深まることだろう。

- 半減期24時間以上：エスシタロプラム、ミルタザピン、セルトラリン
- 半減期12時間程度：パロキセチン、デュロキセチン
- 半減期8時間程度：フルボキサミン、ミルナシプラン

* 抗うつ薬を用いる精神科医であれば、これらを覚えておくのも有意義でしょう。

新規型抗うつ薬の半減期は
- 1日以上：エスシタロプラム、ミルタザピン、セルトラリン
- 半日程度：パロキセチン、デュロキセチン
- 8時間程度：フルボキサミン、ミルナシプラン

語呂43

丸1日　S氏は　満た　せる
（1日以上　エスシタロプラム　ミルタザピン　セルトラリン）

でも半分以上　パロ　ディーの
（半日程度　パロキセチン　デュロキセチン）

8人の　ボクサーなんて　みるな
（8時間程度　フルボキサミン　ミルナシプラン）

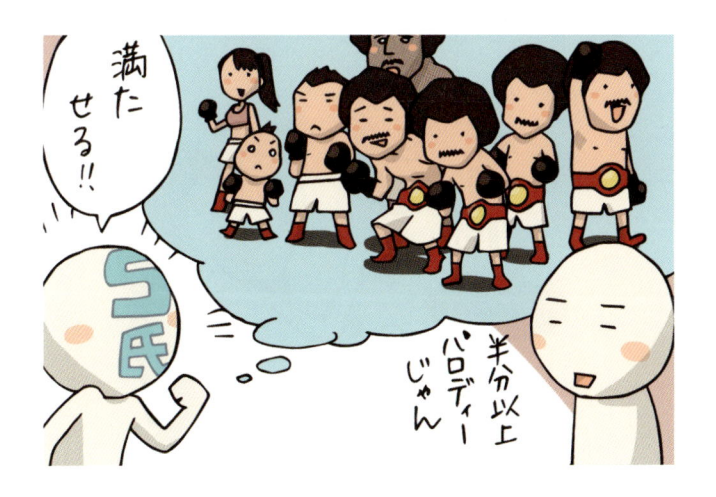

気分安定薬
mood stabilizer

気分安定薬とは、双極性障害の治療薬である。似た概念に、躁状態の治療薬「抗躁薬」があるが、躁状態も抑うつ状態も治療・予防するのが気分安定薬である。非定型抗精神病薬にも気分安定作用がある可能性が指摘されているが、代表的なものはここにあげた4つである。その名称と、それぞれの注意事項は覚えておきたい。

血中濃度の測定が可能
- 炭酸リチウム
- バルプロ酸
- カルバマゼピン
- ラモトリギン

カルバマゼピン・ラモトリギン：皮疹の出現に注意が必要

＊ 精神科医であれば当然、精神科研修医も、そして医学生も覚えておくべき事柄です。

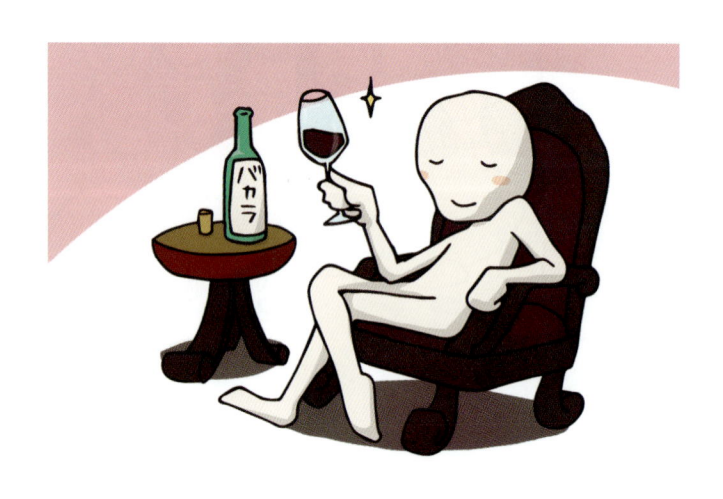

気分安定薬は
炭酸リチウム、バルプロ酸、カルバマゼピン、ラモトリギン
上記のうち
- 血中濃度を測定できるのは
  「バルプロ酸」、「カルバマゼピン」、「リチウム」
- 皮疹の出現に注意が必要なのは
  「カルバマゼピン」、「ラモトリギン」

語呂44

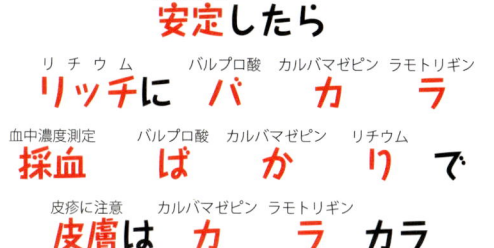

<u>気分安定薬</u>
安定したら

<u>リチウム</u> <u>バルプロ酸</u> <u>カルバマゼピン</u> <u>ラモトリギン</u>
リッチに **バ** **カ** **ラ**

<u>血中濃度測定</u> <u>バルプロ酸</u> <u>カルバマゼピン</u> <u>リチウム</u>
採血 **ば** **か** **り** で

<u>皮疹に注意</u> <u>カルバマゼピン</u> <u>ラモトリギン</u>
皮膚は **カ** **ラ** カラ

ウェルニッケ・コルサコフ症候群
Wernicke-Korsakoff syndrome

長期間、大量に飲酒を続ける中、アルコールの代謝にビタミン B_1 が消費され続けてビタミン B_1 欠乏が生じ、認知機能の障害などの神経障害が生じ、ウェルニッケ脳症とコルサコフ症候群に至る。アルコール依存症に多い。

- 記銘力低下
- 眼球運動異常
- 運動失調
- 意識障害
- 失見当識
- 作話

* これらすべての症状がそろうほど重症の人は珍しいですが、アルコール依存症をはじめとした大酒家の患者をみるときには、ここにある神経症状には注意したいものです。医療系の学生は、ぜひ覚えておきましょう。

* 右頁のイラストがなぜ海辺なのかわかるでしょうか。このイラストを見ておけば、「ビーチ」→「びーいち」→「B_1」と B_1 欠乏であることを思い出せるはず。医師は「あれ？ どのビタミンが欠乏するんだっけ？」と戸惑わなくなり、医療関係の学生のテスト対策にもなることでしょう。

ウェルニッケ・コルサコフ症候群は
ウェルニッケ脳症：
　記銘力低下、眼球運動異常、運動失調、意識障害
コルサコフ症候群：
　記銘力低下、失見当識、作話

語呂 45

ウェルニッケ脳症　　眼球運動異常　　運動失調　　意識障害
上田家は　眼の　動きを　意識する

　　　コルサコフ症候群　　失見当識　　作話
作家っぽい　名前で　作話

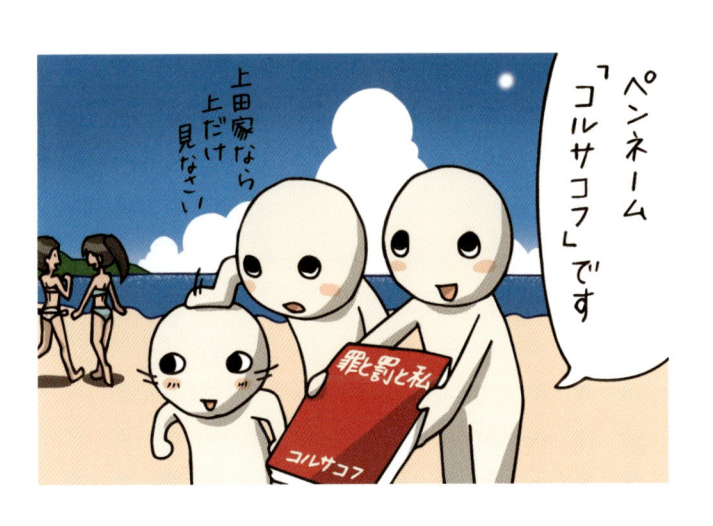

脳波
electroencephalogram

脳波は基礎律動と突発活動から成り立っている。基礎律動にはα波、β波、θ波、δ波などが含まれており、それぞれ周波数によってつぎのように分類されている。

- δ波：4 Hz 以下
- θ波：4〜8 Hz
- α波：8〜13 Hz
- β波：13 Hz 以上

* 精神科医であれば必須の知識ですし、研修医や学生も、必ず覚えておくべき項目です。

付録　161

脳波の基礎律動の分類は
- $β$波：13 Hz 以上
- $α$波：8〜13 Hz
- $θ$波：4〜8 Hz
- $δ$波：4 Hz 以下

語呂 46

$β$波 → **13** → 13 Hz 以上

$θ$波 → シータは **8** に似ている → 4〜8 Hz

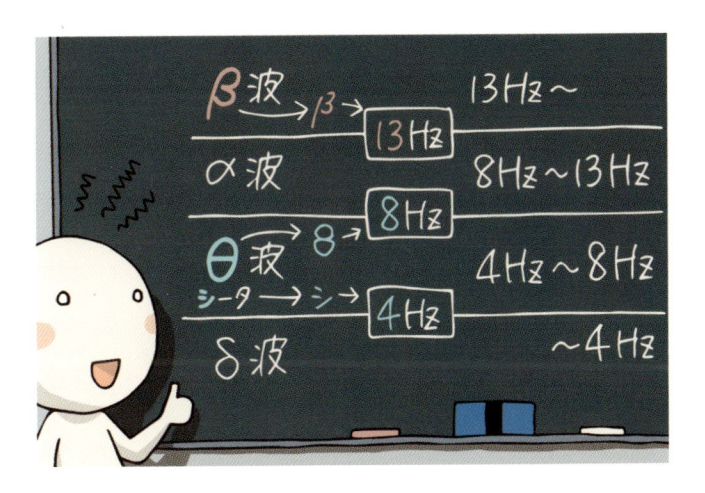

睡眠時間
sleeping hour

各年代には生理的に妥当な睡眠時間がある。

- 乳児は1日の大半を睡眠時間に費やす。幼児はまだ睡眠時間が長く、成人後は6〜7時間に減る。
- 年齢とともに睡眠時間は短くなる傾向がある。

* 不眠の訴えを聞いたとき、何時に寝て何時に起きようとしているのか、すなわち何時間寝ようとしているのかを確認する必要があります。「夜9時に布団に入ってる。朝3時には目が覚めちゃう」と訴えて睡眠薬の処方を希望する70歳の患者をみたとき、睡眠薬の処方より、生活指導のほうが妥当と考えられます。1日8時間の睡眠が健康的で通常だと信じている人も多く、この語呂合わせを覚えておき、具体的な数字をあげて指導するといいでしょう。

各年齢の平均睡眠時間は
- 25歳：7時間
- 45歳：6.5時間
- 65歳：6時間

語呂47

双子の　ナナちゃん
（25歳）（7時間）

仕事を　婿に
（45歳）（6.5時間）

婿は　ロクにこなせない
（65歳）（6時間）

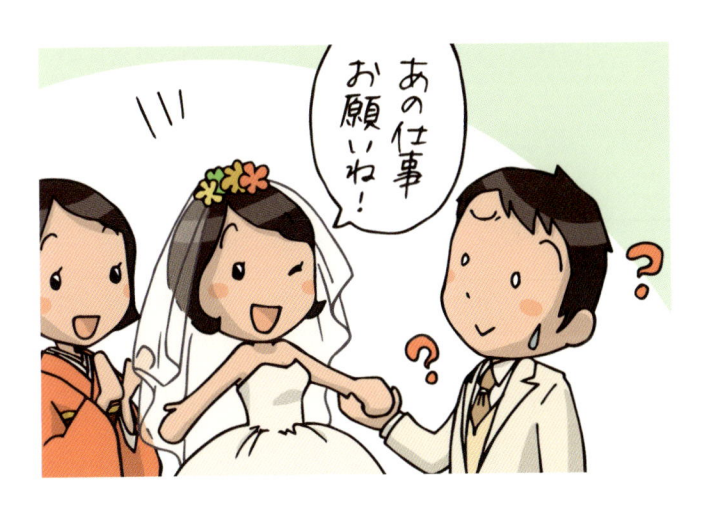

ベンゾジアゼピン受容体
benzodiazepine receptor

睡眠薬や抗不安薬の多くがベンゾジアゼピン(BZP)系の薬物である。これらはBZP受容体に作用することで、その効果を発揮する。脳に存在するBZP受容体には下記の2種類がある。

- ω1受容体(BZP1)：眠気をもたらす。
- ω2受容体(BZP2)：不安・緊張の緩和と筋弛緩作用をもたらす。

* 精神科医であれば、これを覚えておくとよりよいでしょう。さまざまな抗不安薬・睡眠薬についての理解が深まります。

付録　165

ベンゾジアゼピン受容体は
- ω1：眠気
- ω2：不安・緊張の緩和、筋弛緩作用

語呂 48

おめーが1人　居眠りして
（ω　1　　　　　眠気）

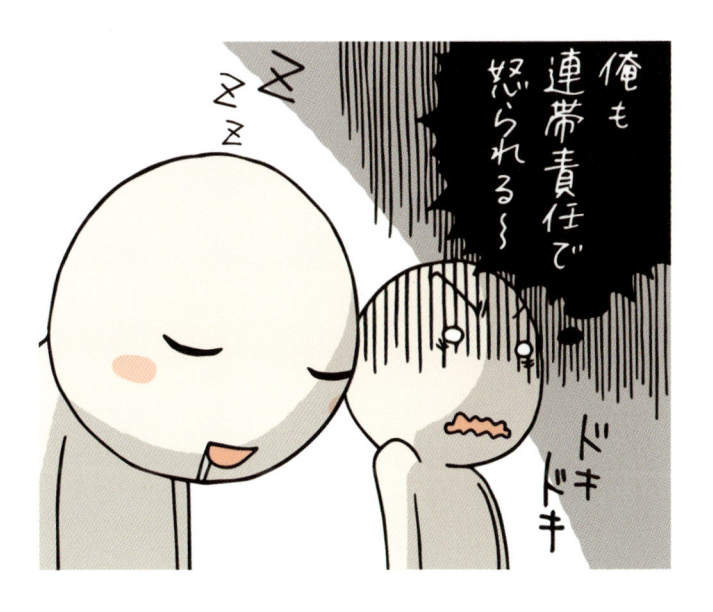

2人が　緊張で　グッタリ
（ω2　緊張の緩和　筋弛緩作用）

俺も連帯責任で怒られる〜

ZZZ
ドキドキ

抗認知症薬

抗認知症薬(アルツハイマー型を主とした認知症に対する薬物)には、下記のアセチルコリンエステラーゼ阻害薬とNMDA型グルタミン酸受容体拮抗薬がある(カッコ内は商品名)。

NMDA型グルタミン酸受容体拮抗薬
- メマンチン(メマリー)

アセチルコリンエステラーゼ阻害薬
- ドネペジル(アリセプト)
- ガランタミン(レミニール)
- リバスチグミン(イクセロンパッチ、リバスタッチパッチ)

覚え方は語呂49を参照。

付録　167

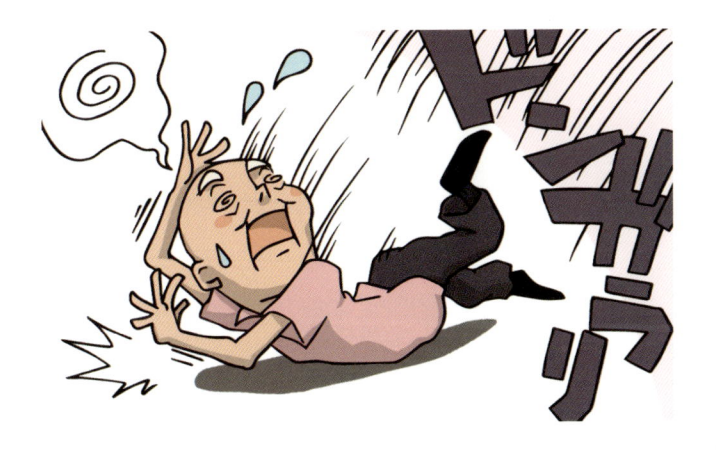

抗認知症薬は
- NMDA型グルタミン酸受容体拮抗薬：メマンチン
- アセチルコリンエステラーゼ阻害薬：ドネペジル、ガランタミン、リバスチグミン

語呂49

NMDA型グルタミン酸受容体拮抗薬　　　　メマンチン
グル　グル　めまい、

アセチルコリンエステラーゼ阻害薬
焦って転んで

ドネペジル　　ガランタミン　リバスチグミン
ドン　ガラ　リ

索引

和文

あ行

悪夢障害(悪夢症) 92
アリピプラゾール 139, 144
アルコール離脱、鎮静薬・睡眠薬・抗不安薬離脱 114

異食症 79
依存性パーソナリティ障害 138
遺尿症 85
遺糞症 85

ウェルニッケ・コルサコフ症候群 158
うつ病 38
——の薬物治療の三期 150
運動症 / 障害群 14

エスシタロプラム 152, 154
演技性パーソナリティ障害 135

オランザピン 139, 144

か行

概日リズム睡眠 - 覚醒障害群 91
回避・制限性食物摂取症 / 障害 79
回避性パーソナリティ障害 138
解離症 / 障害群 73
解離性健忘 73
解離性同一性症 / 障害 73
過食性障害 83
カタレプシー 21
過眠障害 87
ガランタミン 166
カルバマゼピン 156
間欠爆発症 / 間欠性爆発性障害 106

気分安定薬 156
気分循環性障害 30
ギャンブル障害 120
急性ストレス障害 70
境界性パーソナリティ障害 136
強迫症 / 強迫性障害および関連症 / 障害群 65
強迫性パーソナリティ障害 138
拒絶症 21
緊張病 21

クエチアピン 139, 144

軽躁病エピソード 25
軽度認知機能障害 128
月経前不快気分障害 48
衒奇症 21
限局性学習症 / 障害 12

限局性恐怖症　56
言語症／障害　3

抗認知症薬　166
語音症／障害　3
呼吸関連睡眠障害群　90
コミュニケーション症／障害群　3

さ行

猜疑性／妄想性パーソナリティ障害　134
作為症／虚偽性障害　77
暫定的チック症／障害　15

自己愛性パーソナリティ障害　135
シゾイド／スキゾイドパーソナリティ障害　134
持続性(慢性)運動または音声チック症／障害　15
シタロプラム　152
自閉スペクトラム症／自閉症スペクトラム障害　6
社会的(語用論的)コミュニケーション症／障害　4
社交不安症／障害(社交恐怖)　57
射精遅延　95
醜形恐怖症／身体醜形障害　65
重篤気分調節症　35
常同運動症／障害　14
常同症　21
小児期発症流暢症／障害(吃音)　3
小児性愛障害　125
食行動障害および摂食障害群　79
女性のオルガズム障害　95
新規抗うつ薬　152, 154
神経性過食症／神経性大食症　83
神経性やせ症／神経性無食欲症　80
神経認知障害群　127
神経発達症群／神経発達障害群　1
身体症状症および関連症群　75

心的外傷後ストレス障害　68

錐体外路症状　142
睡眠・覚醒障害群　87
睡眠関連低換気　91
睡眠時間　162
睡眠時随伴症群　92

性器-骨盤痛・挿入障害　98
性機能障害群　95
精神刺激薬離脱　118
性的サディズム障害　124
性的マゾヒズム障害　124
性別違和　99
性欲低下障害　98
窃視障害　123
窃触障害　124
窃盗症　107
セルトラリン　152, 154
選択的緘黙　53
全般的発達遅延　1
全般不安症／全般性不安障害　62
せん妄　127

双極I型障害　28
双極II型障害　29
双極スペクトラム障害　146
双極性障害および関連障害群　25
　──の特定用語　30～33
躁病エピソード　25
早漏　98
素行症／素行障害　106

た行

脱抑制型対人交流障害　68
タバコ離脱　116
ためこみ症　66
短期精神病性障害　17
炭酸リチウム　156

チック症／障害群　15

秩序破壊的・行動制御・素行症群 103
知的能力障害(知的発達症/障害) 1
チトクローム P450 144
注意欠如・多動症/注意欠如・多動性障害 9
中枢性睡眠時無呼吸 90

適応障害 70
デュロキセチン 152, 154

統合失調型(パーソナリティ)障害 17
統合失調型パーソナリティ障害 134
統合失調感情障害 20
統合失調症 18
統合失調症スペクトラム障害および他の精神病性障害群 17
統合失調様障害 18
トゥレット症/障害 15
ドネペジル 166
トラウマとストレスに関する障害群 67

な行

ナルコレプシー 88

認知症 127

脳波 160
ノンレム睡眠からの覚醒障害 92

は行

排泄症群 85
パーソナリティ障害群 131
発達性協調運動症/障害 14
抜毛症 66
パニック症/障害 60

パラフィリア障害群 123
パリペリドン 139
バルプロ酸 156
パロキセチン 152, 154
反響言語 21
反響動作 21
反抗挑発症/反抗挑戦性障害 103
反社会性パーソナリティ障害 135
反芻症/反芻性障害 79
反応性アタッチメント障害/反応性愛着障害 67

非定型抗精神病薬 139
非物質関連障害群 120
皮膚むしり症 66
病気不安症 75
広場恐怖症 60

不安症/障害群 53
フェティシズム障害 125
服装倒錯障害 126
物質関連障害および嗜癖性障害群 109
物質使用障害 110
物質中毒 112
物質離脱 113
不眠障害 87
フルボキサミン 152, 154
ブロナンセリン 139
分離不安症/障害 53

閉塞性睡眠時無呼吸低呼吸 90
ペロスピロン 139, 144
変換症/転換性障害(機能性神経症状症) 76
ベンゾジアゼピン受容体 164

放火症 107
他の医学的疾患に影響する心理的要因 76
他の精神疾患に関連する緊張病 21

勃起障害 95

ま行

ミルタザピン 152, 154
ミルナシプラン 152, 154

メマンチン 166

妄想性障害 17

や行

薬原性錐体外路症状評価尺度 142

抑うつ障害群 35

――の特定用語 38〜45

ら行

ラモトリギン 156

離人感・現実感消失症/障害 74
リスペリドン 139, 144
リバスチグミン 166

レストレスレッグス症候群(むずむず脚症候群) 93
レム睡眠行動障害 93

蝋屈症 21
露出障害 123

欧文

Acute Stress Disorder 70
Adjustment Disorder 70
Agoraphobia 60
Alcohol Withdrawal, Sedative, Hypnotic, or Anxiolytic Withdrawal 114
Anorexia Nervosa 80
Antisocial Personality Disorder 135
Anxiety Disorders 53
Attention-Deficit/Hyperactivity Disorder 9
atypical antipsychotic 139
Autism Spectrum Disorder 6
Avoidant Personality Disorder 138
Avoidant/Restrictive Food Intake Disorder 79

benzodiazepine receptor 164

Binge-Eating Disorder 83
Bipolar and Related Disorders 25
Bipolar I Disorder 28
Bipolar II Disorder 29
Bipolar Spectrum Disorder 146
Body Dysmorphic Disorder 65
Borderline Personality Disorder 136
Breathing-Related Sleep Disorders 90
Brief Psychotic Disorder 17
Bulimia Nervosa 83

Catatonia 21
Catatonia Associated With Another Mental Disorder 21
Central Sleep Apnea 90
Childhood-Onset Fluency Disorder (Stuttering) 3
Circadian Rhythm Sleep-Wake Disorders 91
Communication Disorders 3

Conduct Disorder　106
Conversion Disorder(Functional Neurological Symptom Disorder)　76
Cyclothymic Disorder　30
cytochrome P450　144

Delayed Ejaculation　95
Delirium　127
Delusional Disorder　17
Dependent Personality Disorder　138
Depersonalization/Derealizatin Disorder　74
Depressive Disorders　35
Developmental Coordination Disorder　14
DIEPSS(Drug-Induced Extrapyramidal Symptoms Scale)　142
Disinhibited Social Engagement Disorder　68
Disruptive Mood Dysregulation Disorder　35
Disruptive, Impulse-Control, and Conduct Disorders　103
Dissociative Amnesia　73
Dissociative Disorders　73
Dissociative Identity Disorder　73

electroencephalogram　160
Elimination Disorders　85
Encopresis　85
Enuresis　85
Erectile Disorder　95
Excoriation(Skin-Picking Disorder)　66
Exhibitionistic Disorder　123
extrapyramidal symptom　142

Factitious Disorder　77

Factitious Disorder Imposed on Another　77
Feeding and Eating Disorders　79
Female Orgasmic Disorder　95
Female Sexual Interest/Arousal Disorder　96
Fetishistic Disorder　125
Frotteuristic Disorder　124

Gambling Disorder　120
Gender Dysphoria　99
Generalized Anxiety Disorder　62
Genito-Pelvic Pain/Penetration Disorder　98
Global Developmental Delay　1

Histrionic Personality Disorder　135
Hoarding Disorder　66
Hypersomnolence Disorder　87
Hypomanic Episode　25

Illness Anxiety Disorder　75
Insomnia Disorder　87
Intellectual Disabilities　1
Intermittent Explosive Disorder　106
Intoxication　112

Kleptomania　107

Language Disorder　3

Major Depressive Disorder　38
Major Depressive Episode　35
Major Neurocognitive Disorder　127
Male Hypoactive Sexual Desire Disorder　98
Manic Episode　25
Mild Neurocognitive Disorder　128
mood stabilizer　156

Motor Disorders   14

Narcissistic Personality Disorder   135
Narcolepsy   88
Neurocognitive Disorders   127
Neurodevelopmental Disorders   1
Nightmare Disorder   92
Non-REM Movement Sleep Arousal Disorder   92

Obsessive-Compulsive and Related Disorders   65
Obsessive-Compulsive Disorder   65
Obsessive-Compulsive Personality Disorder   138
Obstructive Sleep Apnea Hypopnea   90
Oppositional Defiant Disorder   103

Panic Disorder   60
Paranoid Personality Disorder   134
Paraphilic Disorders   123
Parasomnias   92
Pedophilic Disorder   125
Persistent(Chronic)Motor or Vocal Tic Disorder   15
Personality Disorders   131
Pica   79
Posttraumatic Stress Disorder   68
Premature(Early)Ejaculation   98
Premenstrual Dysphoric Disorder   48
Provisional Tic Disorder   15
Psychological Factors Affecting Other Medical Conditions   76
Pyromania   107

Rapid Eye Movement Sleep Behavior Disorder   93

Reactive Attachment Disorder   67
Restless Legs Syndrome   93
Rumination Disorder   79

Schizoaffective Disorder   20
Schizoid Personality Disorder   134
Schizophrenia   18
Schizophrenia Spectrum and Other Psychotic Disorders   17
Schizophreniform Disorder   18
Schizotypal(Personality)Disorder   17
Schizotypal Personality Disorder   134
Selective Mutism   53
Separation Anxiety Disorder   53
Sexual Dysfunctions   95
Sexual Masochism Disorder   124
Sexual Sadism Disorder   124
Sleep-Related Hypoventilation   91
Sleep-Wake Disorders   87
sleeping hour   162
Social Anxiety Disorder(Social Phobia)   57
Social(Pragmatic)Communication Disorder   4
Somatic Symptom and Related Disorders   75
Somatic Symptom Disorder   75
Specific Learning Disorder   12
Specific Phobia   56
Speech Sound Disorder   3
Stereotypic Movement Disorder   14
Stimulant Withdrawal   118
Substance-Related and Addictive Disorders   109
Substance-Related Disorders   109

Tic Disorders   15
Tourette's Disorder   15
Transvestic Disorder   126

Trauma- and Stressor-Related Disorders 67
Trichotillomania(Hair-Pulling Disorder) 66

Use Disorder 110

Voyeuristic Disorder 123

Wernicke-Korsakoff syndrome 158
Withdrawal 113

語呂で覚える！DSM-5　　　　　定価：本体 2,600 円 + 税

2015 年 3 月 25 日発行　第 1 版第 1 刷 ©
2018 年 8 月 27 日発行　第 1 版第 2 刷
2021 年 5 月 22 日発行　第 1 版第 3 刷

著　者　松崎 朝樹
　　　　まつざき あさき

発行者　株式会社 メディカル・サイエンス・インターナショナル
代表取締役　金子 浩平
東京都文京区本郷 1-28-36
郵便番号 113-0033　電話(03)5804-6050

印刷：横山印刷／装丁：文京図案室／イラスト：えがきや　しおん あずみ

ISBN 978-4-89592-808-3　C3047

本書の複製権・翻訳権・上映権・譲渡権・貸与権・公衆送信権(送信可能化権を含む)は (株)メディカル・サイエンス・インターナショナルが保有します。本書を無断で複製する行為(複写，スキャン，デジタルデータ化など)は，「私的使用のための複製」など著作権法上の限られた例外を除き禁じられています．大学，病院，診療所，企業などにおいて，業務上使用する目的(診療，研究活動を含む)で上記の行為を行うことは，その使用範囲が内部的であっても，私的使用には該当せず，違法です．また私的使用に該当する場合であっても，代行業者等の第三者に依頼して上記の行為を行うことは違法となります．

JCOPY 〈出版者著作権管理機構 委託出版物〉
本書の無断複製は著作権法上での例外を除き禁じられています．
複製される場合は，そのつど事前に，出版者著作権管理機構
(電話 03-5244-5088，FAX 03-5244-5089，info@jcopy.or.jp)の
許諾を得てください．